P. Sefrin

Notfallmedizin

P. Sefrin

Notfallmedizin

3., überarbeitete und erweiterte Auflage

unter Mitarbeit von A. Herold

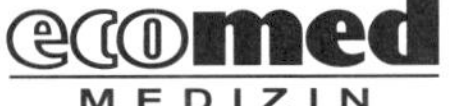

Bibliografische Informationen der Deutschen Nationalbibliothek
Die Deutsche Nationalbibliothek verzeichnet diese Publikation in der Deutschen Nationalbibliografie; detaillierte bibliografische Daten sind im Internet über <http://dnb.de> abrufbar.

Bei der Herstellung des Werkes haben wir uns zukunftsbewusst für umweltverträgliche und wiederverwertbare Materialien entschieden.
Der Inhalt ist auf elementarchlorfrei gebleichtem Papier gedruckt.

ISBN 978-3-609-10360-0

P. Sefrin
Notfallmedizin
unter Mitarbeit von A. Herold

E-Mail: kundenservice@ecomed-storck.de

Telefon: +49 89/2183-7922
Telefax: +49 89/2183-7620

www.ecomed-storck.de

Satz: Fotosatz Buck, 84036 Kumhausen/Hachelstuhl
Druck: Westermann Druck Zwickau, GmbH

Inhaltsverzeichnis

Vorwort zur 3. Auflage

Auch und vielleicht gerade in der Notfallmedizin sind Fortschritte und neue Erkenntnisse zu verzeichnen. Dies ist der Grund, weshalb 2 Jahre nach der 2. Auflage dieses Büchlein eine neuerliche erweiterte Neuauflage erfahren hat. Hiermit kann dem besonders im ärztlichen Notfall- und Bereitschaftsdienst tätigen Arzt ein Hilfsmittel an die Hand gegeben werden, das ihn in die Lage versetzt, bei der Vielzahl von möglichen Not- und Akutfällen eine effektive Hilfe anzubieten.

Zu den Ergänzungen der neuen Auflage gehören nicht nur neue Krankheitsbilder, sondern auch Hilfsmittel. Bei den Intoxikationen wurden die Drogennotfälle ergänzt, wobei Rücksicht auf die veränderte Drogenlandschaft genommen wurde. Ein Hilfsmittel aus dem Rettungsdienst, das beim Freihalten der Atemwege die Notwendigkeit der Intubation – für die vielen Kollegen außerhalb des Krankenhauses die notwendige Routine fehlt – entfallen lässt, ist der Larynxtubus, weshalb seine Anwendung Eingang in die Ausführungen gefunden hat.

Bei der Häufigkeit von Kreislaufstörungen wurde deren Behandlung gleichfalls überarbeitet. Dazu gehört nicht nur eine Spezifikation der Infusionstherapie, sondern auch eine schematische Darstellung des akuten Koronarsyndroms. Beibehalten wurde die schematische Darstellung bei vielen Diagnosen, da sie eher in der Lage ist, das praktische Handeln zu unterstützen als Ausführungen in epischer Breite. Hier sei auf die entsprechenden Lehrbücher verwiesen.

Nachdem sich gerade im Notfall- und Bereitschaftsdienst immer wieder die Frage nach der Akuität oder der momentanen Notwendigkeit des Eingreifens stellt, wurden nicht nur spezielle Notfälle, sondern auch seltene, meist nicht akute Symptome bzw. Erkrankungen ergänzt. Hierzu gehört auch die Frage des Verzichtes auf Behandlungsmaßnahmen. Diese stellt sich besonders bei der Reanimation, wobei nicht nur der Abbruch einer begonnenen Reanimation, sondern konkret auch der Verzicht des Beginns einer Reanimation eine Rolle spielt.

Bei der Beibehaltung des bisherigen Konzeptes soll mit der Neuauflage und Erweiterung den Bedürfnissen der Praxis entsprochen werden, wobei mit diesen Handlungshinweisen ein Beitrag zur verbesserten Versorgung unserer Patienten geleistet werden soll.

Dem Verlag und insbesondere Frau Dr. Herold darf für die tatkräftige Unterstützung bei der Umsetzung der Neuauflage ganz herzlich gedankt werden.

Würzburg im Januar 2018

Prof. Dr. med. P. Sefrin

1 Einleitung

1. Ein Notfall ist ein plötzlich eingetretenes Ereignis, das eine unmittelbare Gefahr für Leben und Gesundheit des Patienten bedeutet, weshalb ein sofortiges Handeln notwendig ist.
2. Hierzu stehen nach Diagnostik der vitalen Funktionsstörungen lebensrettende Sofortmaßnahmen mit und ohne Gerät zur Verfügung, wobei die kardio-pulmonale Reanimation einen besonderen Stellenwert besitzt.
3. In einer gefahrengeneigten Umgebung ist im Besonderen mit traumatologischen Notfällen zu rechnen, die sich als Verletzungen bestimmter Körperregionen, aber auch durch Blutungen mit nachfolgendem Schock darstellen.
4. Bei den kardialen Notfällen sind als Akutereignisse das Koronarsyndrom und die Hypertension Situationen, bei denen ein Handlungszwang besteht.
5. Als zerebrale Notfälle kommen der apoplektische Insult, der Krampfanfall und das hypoglykämische Koma in Frage.
6. Intoxikationen können vielfältige Ursachen und auch Symptome haben, die meist im Rahmen der Notfallversorgung jedoch nur einer symptomatischen Therapie bedürfen.
7. Das Leitsymptom Atemnot mit differenter Genese bedarf einer spezifischen, an der Genese orientierten Therapie.
8. Das akute Abdomen ist die Beschreibung eines Zustandes, der auf Entzündungen, spastische Passagestörungen oder einer Verletzung beruhen kann.
9. Akut auftretende psychische Ausnahmesituationen sind Erregungszustände, das Delir, die Suizidalität sowie Anpassungs- und Panikstörungen.

In allen Fällen bedarf es einer sicheren Erkennung und Zuordnung des Notfalles, um dann gezielt handeln zu können.

2 Definition des Notfalls

Ein Notfall erfordert nicht nur ein sofortiges, sondern auch zielgerichtetes Handeln. Somit gelingt es, eine momentane (Lebens-)Bedrohung abzuwenden, aber auch spätere Restschäden zu verringern oder zu vermeiden.

Unter einem Notfall versteht man ein plötzlich eingetretenes Ereignis, das eine unmittelbare Gefahr für Leben und Gesundheit des Patienten bedeutet. Die vitalen Funktionen sind durch Verletzung oder akute Erkrankung bedroht, gestört oder ausgefallen, was unverzüglich Maßnahmen der Rettung erfordert (Sefrin 2013).

Die lebenswichtigen vitalen Funktionen sind Bewusstsein, Atmung und Kreislauf.

Während bei einem **Notfall** ein unmittelbarer Handlungszwang vor Ort besteht und im Einzelfall nachfolgend die Einbeziehung der notärztlichen Hilfe des Rettungsdienstes notwendig ist, wird bei einem **Akutfall** (ohne vitale Bedrohung) die Möglichkeit der Zuweisung zur zuständigen Fachversorgung oder an den Haus- und Facharzt bestehen.

In beiden Fällen spielt die ärztliche Akutversorgung eine entscheidende Rolle; nicht nur im Sinne des ärztlichen Ersthelfers, sondern auch als Weichensteller für eine weitere medizinische Versorgung.

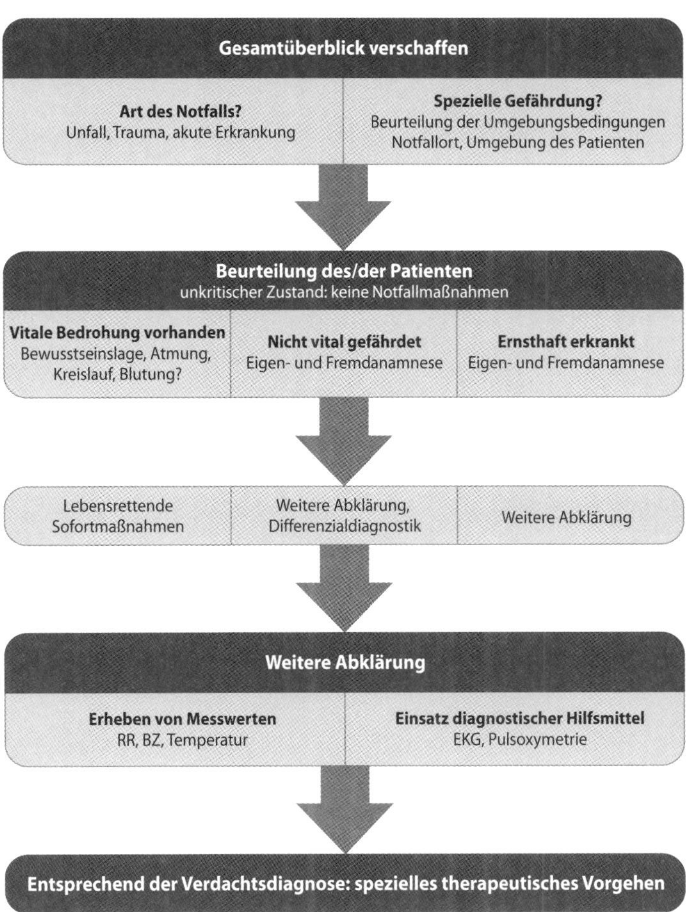

Abb. 2.1 Agieren im Notfall

3 Lebensrettende Sofortmaßnahmen

Beim akuten Notfall steht die Sicherung bzw. Wiederherstellung der vitalen Funktionen im Mittelpunkt. Ohne weitreichende differenzialdiagnostische Überlegungen müssen Maßnahmen im Sinne einer rein symptomatischen Therapie zeitkritisch durchgeführt werden. Ziel ist es dabei, die Vitalfunktionen durch Hilfsmaßnahmen zu ersetzen und bis zum Wiedereinsetzen der Vitalfunktionen oder zur Stabilisierung zu überbrücken. Dazu stehen meist nur einfache Hilfsmittel zur Verfügung.

3.1 Diagnostik der vitalen Funktionsstörungen

Bevor therapeutische Maßnahmen ergriffen werden, muss in der Kürze der Zeit eine Überprüfung von Bewusstsein, Atmung und Kreislauf erfolgen:

3.1.1 Prüfung der Bewusstseinslage

Der Patient wird zunächst laut angesprochen. Reagiert er hierauf nicht, wird durch Schütteln an den Schultern ein taktiler Reiz gesetzt. Bei Fehlen einer adäquaten Reaktion muss von einer Bewusstlosigkeit ausgegangen werden.

3.1.2 Prüfung der Atmung

Bei dem bewusstlosen Patienten, der auf dem Rücken liegt, kommt es zu einem Zurückfallen des Zungengrundes und zu einer Verlegung der Atemwege. Zur Prüfung der Atmung muss deshalb zunächst der Kopf vorsichtig nackenwärts überstreckt werden. Dabei wird eine Hand an die Stirn und die andere unter das Kinn gelegt *(siehe Abb. 3.1)*.

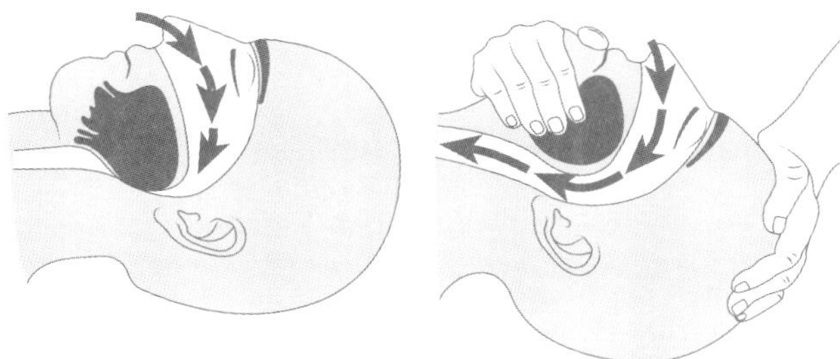

Abb. 3.1 Überstrecken des Kopfes zum Freimachen und Freihalten der Atemwege

Diese Bewegung sollte insbesondere bei Traumapatienten nicht ruckartig erfolgen. Die Prüfung der Atembewegungen wird durch eine visuelle Kontrolle der Thoraxbewegungen erfolgen. Auch professionelle Retter haben teilweise Schwierigkeiten, das Vorhandensein oder Nichtvorhandensein einer adäquaten oder normalen Atmung bei nicht ansprechbaren Patienten zu bestimmen (Ruppert et al. 1999, Perkins et al. 2005).

3.1.3 Prüfung des Kreislaufs

Die Möglichkeit der Beurteilung des Kreislaufs beschränkt sich im Rahmen der Ersten Hilfe auf die Betastung des Pulses und die Beurteilung der Rekapillarisierungszeit (2 Sek.). Darüber hinaus kann die Messung des Blutdrucks Auskunft über die momentane Situation geben. Im Einzelfall kann auch ein Notfall-EKG zum Einsatz kommen.

Bei Verdacht auf Kreislaufstillstand, ebenso wie bei Fehlen eines Pulses an den Extremitäten, wird die **Palpation der Arteria carotis** genutzt. Zur Prüfung des Karotispulses werden Zeige- und Mittelfinger auf den Schildknorpel gelegt, um dann anschließend seitlich in die Halsgrube abzugleiten. Hierfür sollten nicht mehr als 10 Sekunden verwandt werden. Die Prüfung des Karotispulses ist sowohl für Laien als auch für professionelle Helfer eine ungenaue Methode, um festzustellen, ob ein Kreislauf vorhanden ist oder nicht (Bahr et al. 1997, Nyam u. Sihvonen 2000).

3.2 Konsequenzen aus der Prüfung der Vitalfunktionen

3.2.1 Bewusstlosigkeit bei erhaltener Atmung und Kreislauf

Zum **Freihalten der Atemwege** wird ohne Verwendung von Hilfsmitteln die stabile Seitenlage angewandt *(siehe Abb. 3.2)*. Das Wesen dieser speziellen Lagerung besteht darin, den Kopf des Patienten zu überstrecken und ihn in dieser Position zu stabilisieren. Die Lagerung soll stabil sein mit überstrecktem Kopf und ohne Druck auf den Brustkorb, der die Atmung beeinträchtigen könnte (Guidelines CPR 2000).

3.2.2 Durchführung der stabilen Seitenlage

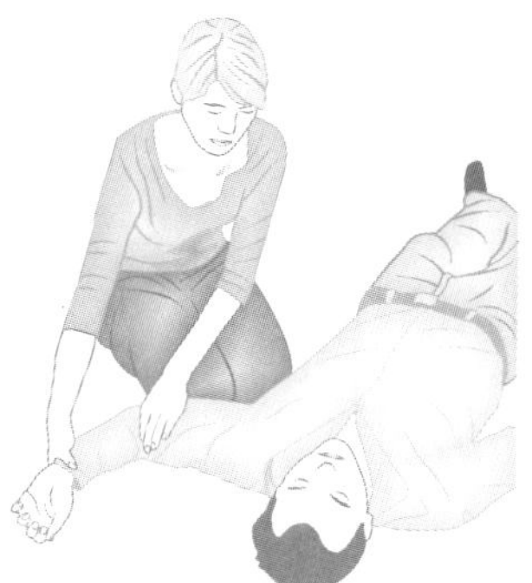

Der Helfer kniet neben dem Patienten und legt den nahen Arm des Patienten mit nach oben zeigender sichtbarer Handinnenfläche angewinkelt neben den Kopf.

Abb. 3.2 Stabile Seitenlage

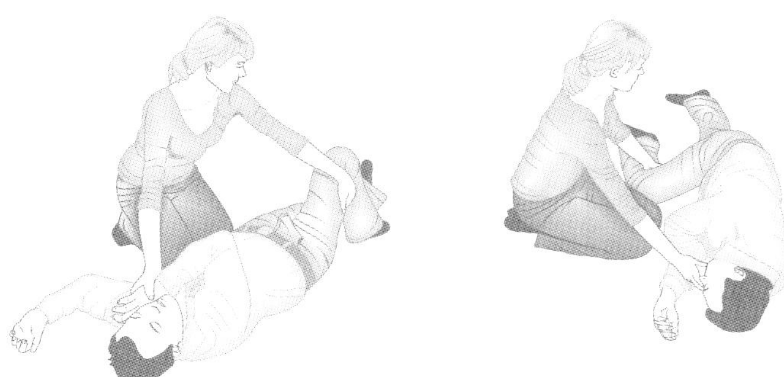

Der Helfer greift dann die ferne Hand, kreuzt den Arm vor die Brust und führt den Handrücken an die Wange. Die Hand wird vom Helfer in dieser Position festgehalten, der ferne Oberschenkel gefasst, das Bein gebeugt und somit der Patient zu sich gedreht, sodass der Oberschenkel des nun oberen Beines des Patienten rechtwinklig zur Hüfte liegt.

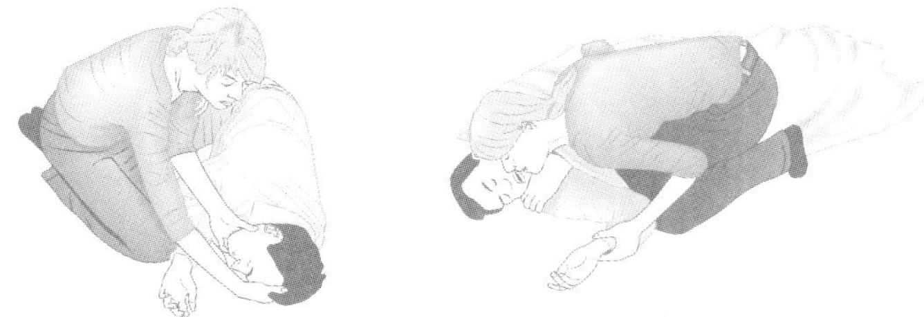

Der Helfer neigt den Kopf des Patienten nach hinten und öffnet leicht den Mund. Mit der an der Wange liegenden Hand des Patienten wird die Lagerung des Kopfes stabilisiert. Abschließend kontrolliert der Helfer die Atmung.

Abb. 3.2 Stabile Seitenlage *(Forts.)*

3.2.3 Freimachen der Atemwege

Zum Freimachen der Atemwege als Voraussetzung für eine ausreichende Spontanatmung kann ohne Verwendung von Hilfsmitteln eine digitale Ausräumung des Mund- und Rachenraumes notwendig werden *(siehe Abb. 3.3)*.

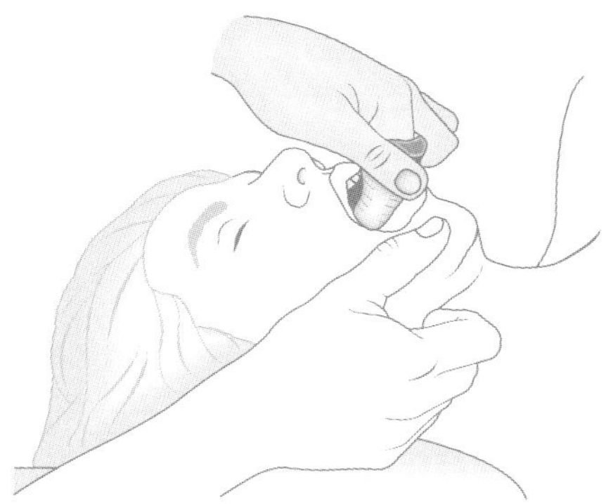

Abb. 3.3 Digitale Reinigung des Mund- und Rauchenraums

3.2.4 Esmarch´scher Handgriff und Reinigung des Mund-Rachenraums

Mit dem Esmarch'schen Handgriff wird der Mund geöffnet und mit der Hand offengehalten. Der Kopf wird vorsichtig zur Seite gedreht und mit der anderen Hand wird durch Umwickeln von Zeige- und Mittelfinger z. B. mit einem Taschentuch der Mundraum ausgetastet und evtl. vorhandene Fremdkörper mit einer wischenden Bewegung entfernt.

Bei der Reinigung des Mund- und Rachenraums hält eine Hand den Mund in der beschriebenen Weise geöffnet, während mit den Fingern der anderen Hand die Säuberung durchgeführt wird *(siehe Abb. 3.3)*.

Als Alternative – insbesondere bei Flüssigkeiten im Mundraum – kann bei Vorhandensein eines Absauggerätes dieses zur Reinigung und zum Freimachen der Atemwege benutzt werden. Die Geräte sind entweder manuell oder maschinell betrieben. Das Absaugen ist sorgfältiger als die digitale Reinigung. Zum Absaugen mit einem Absauggerät ist ein Katheter erforderlich. Es reicht normalerweise, diesen in der Länge, die dem Abstand zwischen Ohrläppchen und Nasenspitze entspricht, einzuführen.

Grundsätzlich wird über den Mund abgesaugt. Muss über die Nase abgesaugt werden, so darf der Sog erst einsetzen, wenn die Katheterspitze im Rachenraum angelangt ist. Sonst wird sich die Spitze an der Nasenschleimhaut festsaugen und kann bei einer gewaltsamen Bewegung zu einer Blutung führen. Während des Absaugvorganges soll die Spitze ständig hin und her bewegt werden, da sie sonst entweder verstopft oder sich festsaugt.

Bei dem Vorhandensein einer notfallmedizinischen Grundausstattung können zum Freihalten der Atemwege Luftbrücken wie der Guedel- oder der Wendl-Tubus zum Einsatz kommen. Eine Intubation ist bei den Möglichkeiten des Rettungsdienstes heute im Rahmen der Erstversorgung nicht mehr indiziert.

3.2.5 Larynxtubus

Der Larynxtubus (LT) ist eine Alternative zur endotrachaelen Intubation – letztere wird im Notfall, insbesondere bei fehlender Praxis, heute nicht mehr von weniger Geübten gefordert. Der LT ist deshalb nicht nur für den schwierigen Atemweg, sondern auch als Hilfsmittel zur Sicherung der Atemwege bei tief Bewusstlosen geeignet. Zur sicheren Anwendung ist die Gebrauchsanweisung des Herstellers zu beachten.

Der Larynxtubus kann ohne den Einsatz eines Laryngoskops platziert werden, wenn der Mund-Rachenraum frei von Fremdkörpern ist. Der LT ist ein am distalen Ende verschlossener oder mit einem getrennten Drainagekanal versehener Tubus mit zwei miteinander in Verbindung stehenden Cuffs. Der untere Cuff kommt im Ösophaguseingang zu liegen und verschließt diesen. Der obere, volumengrößere Cuff dichtet den Pharynx am Zungengrund nach kranial ab. Das zwischen beiden Cuffs endende Tubuslumen soll vor der Glottis zu liegen kommen, um eine Ventilation der Patienten zu ermöglichen. Der LT ist zusätzlich in einer Version mit Ösophagus-Drainagelumen erhältlich („LTS II" und „LTS-D").

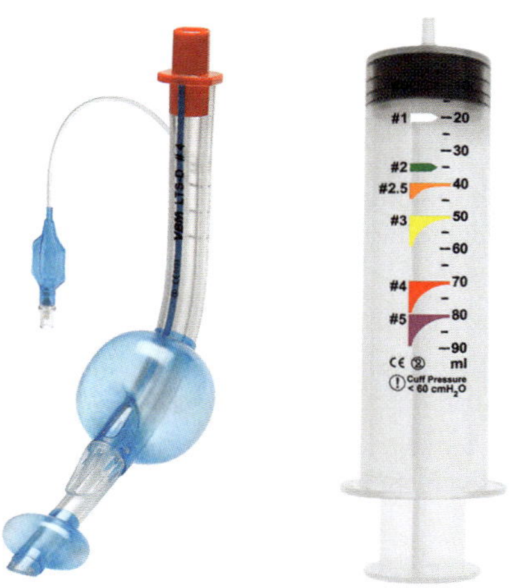

Abb. 3.4 Larynxtubus (Größe 4, rot) und Spritze zur Belüftung der Cuffs*

* Mit freundlicher Genehmigung der Fa. VBM Medizintechnik GmbH, Sulz a.N.

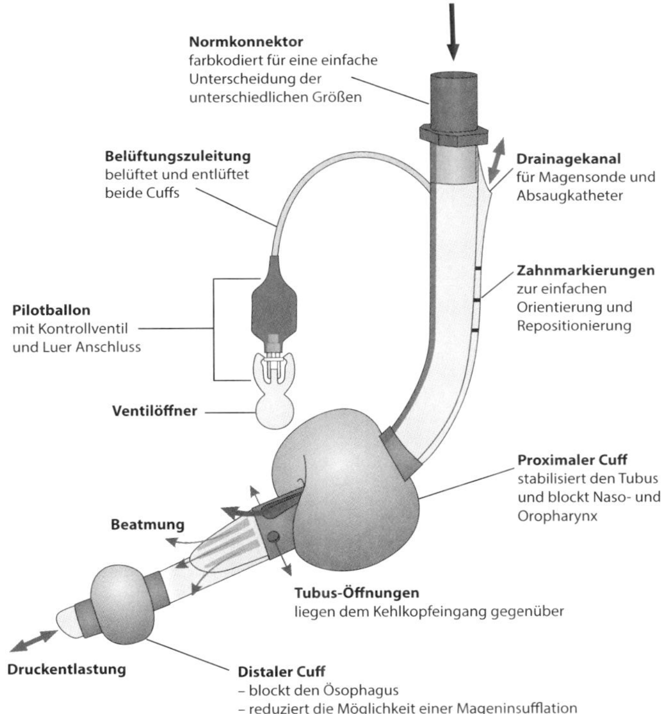

Abb. 3.5 Details des Larynxtubus*

Anwendung: Die geeignete Größe kann der Tabelle *(siehe Tab. 3.1)* entnommen werden, wobei bei Erwachsenen meist die Größe 4 (rot) in Frage kommt. Bei Kindern unter 2 Jahren ist eine Verwendung nicht zu empfehlen.

* Mit freundlicher Genehmigung der Fa. VBM Medizintechnik GmbH, Sulz a.N.

Tab. 3.1 Richtwerte für Tubusgrößen beim Larynxtubus

Tubusgröße	**#0**	**#1**	**#2**	**#2,5**	**#3**	**#4**	**#5**
Gewicht/Größe	< 5 kg	5–12 kg	12–25 kg	125–150 cm	< 155 cm	155–180 cm	> 180 cm
transparent	transparent	weiß	grün	orange	gelb	rot	violett
empfohlenes Cuffvolumen	10 ml	20 ml	35 ml	40–45 ml	50–60 ml	70–80 ml	80–90 ml
max. Cuffdruck	60 cmH_2O						
Drainagekanal	10 CH		16 CH		18 CH		
Bronchoskopie über Beatmungslumen	< 3,0 mm		< 4,0 mm		< 6,0 mm		
Außendurchmesser Tubus	9 mm		14 mm		17,6 mm		

Vor dem Einsatz sollte sowohl die Durchlässigkeit des Tubusinneren wie auch die Dichtigkeit der beiden Cuffs überprüft werden. Vor der Insertion müssen beide Cuffs komplett entlüftet sein und die Tubusspitze sowie die Rückseite des Tubus mit Gleitmittel auf wasserlöslicher Basis oder mit Wasser versehen sein.

Die ideale Kopfstellung zum Einführen des Tubus wird durch eine erhöhte Kopflagerung erreicht. Bei Kindern ist das Anheben des Kinns zu empfehlen *(siehe auch Abb. 3.6)*.

Beachte: Die Zunge darf während der Insertion nicht nach hinten fallen. Das Einführen erfolgt im Mund mittig oder seitlich durch eine Drehbewegung bis zur oberen Zahnmarkierung. Das Cuff-Volumen richtet sich nach der Tubusgröße, wobei meist schon bei $> 60\ cmH_2O$ eine ausreichende Dichtigkeit erreicht ist. Cuffdruck und Dichtigkeit sind zu kontrollieren. Ein zu hoher Cuffdruck kann zum Anschwellen der Zunge führen. Die richtige Positionierung wird durch die erfolgreiche Ventilation der Lunge und den Ausschluss einer Insufflation des Magens kontrolliert.

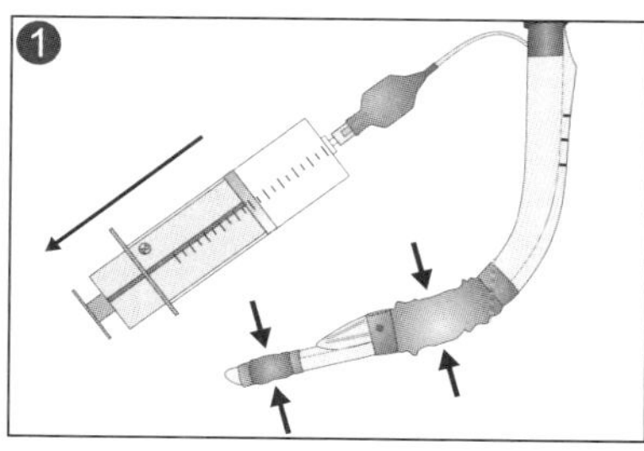

Cuffs müssen anfangs komplett entlüftet werden.

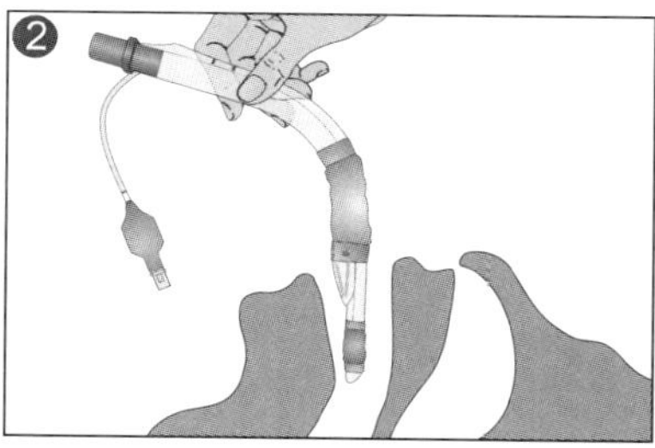

Der LT wird im Bereich der schwarzen Linien (Zahnmarkierungen) wie ein Stift gehalten.

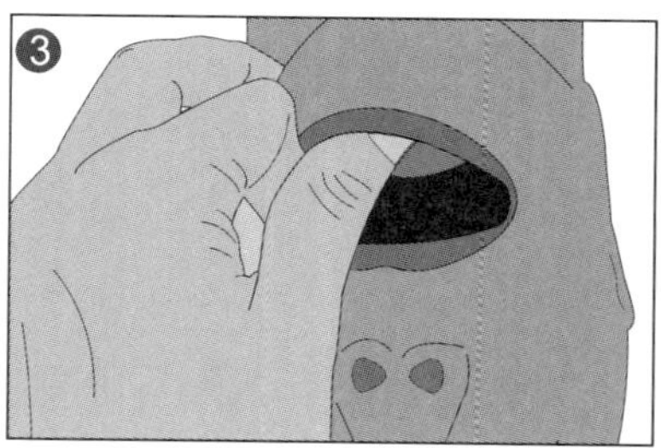

Der Mund wird mit der freien Hand geöffnet und das Kinn angehoben („chin lift“). Die Zunge darf bei der Abwärtsbewegung des Tubus nicht nach hinten fallen.

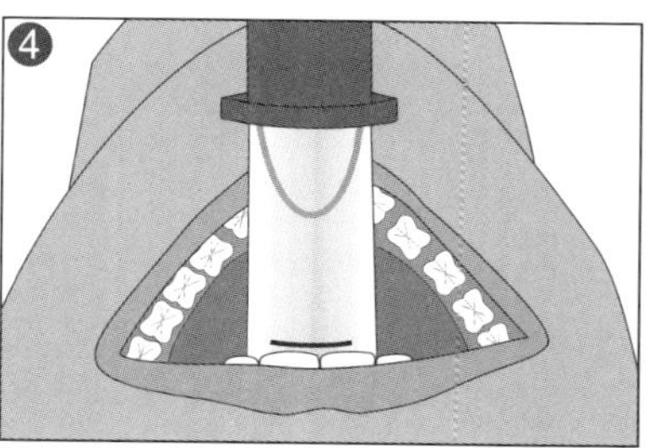

Der Tubus wird entweder mittig oder seitlich durch eine Drehbewegung bis zur obersten Zahnmarkierung eingeführt.

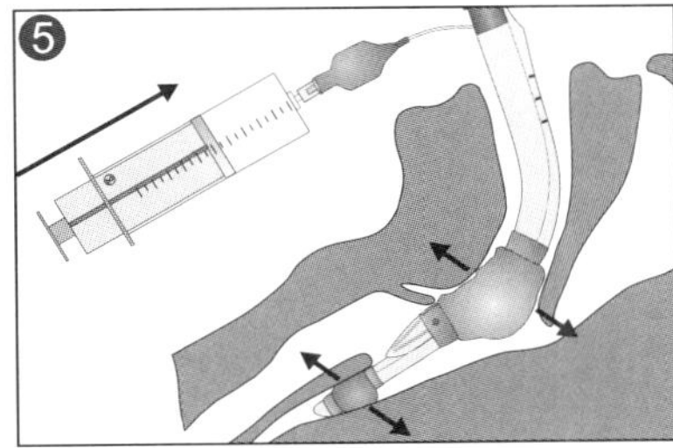

Die Cuffs werden mittels Spritze *(siehe Abb. 3.4)* mit dem jeweils empfohlenen Volumen belüftet.

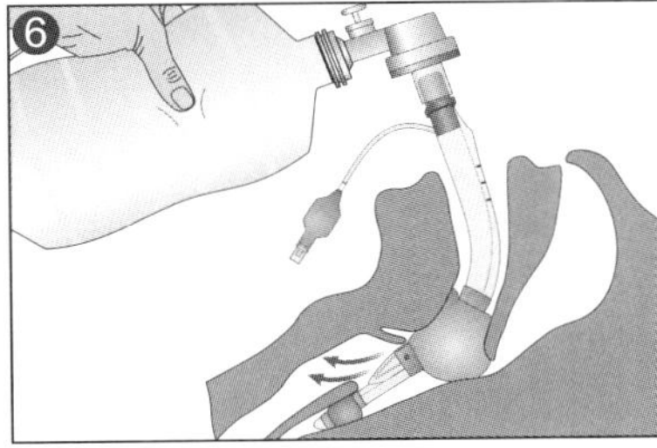

Der LT wird an ein Beatmungssystem angeschlossen.

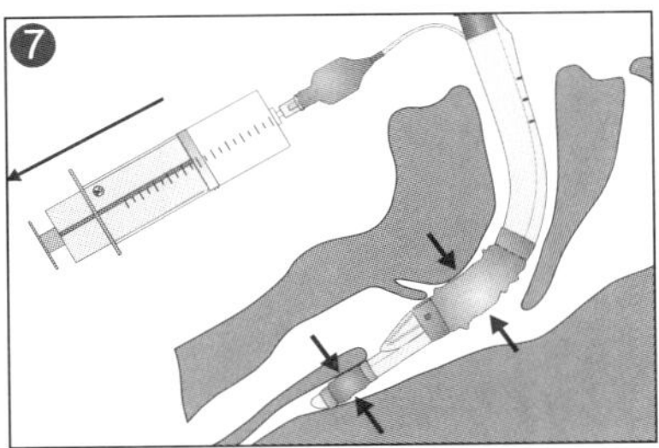

Vor **Entfernung des Larynxtubus** müssen die Cuffs komplett entlüftet werden!

Abb. 3.6 Einlegen des Larynxtubus*

* Mit freundlicher Genehmigung der Fa. VBM Medizintechnik GmbH, Sulz a.N.

3.2.6 Guedel-Tubus (Oropharyngeal-Tubus)

Der Tubus verhindert – nach Auswahl der richtigen Größe – das Zurückfallen des Zungengrundes bei tiefer Bewusstlosigkeit. Die Größe des Tubus wird durch die Orientierung an der Entfernung zwischen Mundwinkel und Ohr abgeschätzt *(siehe Tab. 3.2)*.

Vorgehen *(siehe Abb. 3.7)*: Mit 4 Fingern der einen Hand den Unterkieferwinkel umfassen, den Daumen auf die Spitze des Unterkiefers legen und den Mund öffnen. Der Tubus wird mit der Wölbung zur Zunge in den Mund eingefügt, dabei schaut die Öffnung gaumenwärts. Der Tubus wird so lange eingeführt, bis er am harten Gaumen anstößt. Danach wird der Tubus um 180 Grad gedreht, so dass er mit der Spitze hinter dem Zungengrund zu liegen kommt.

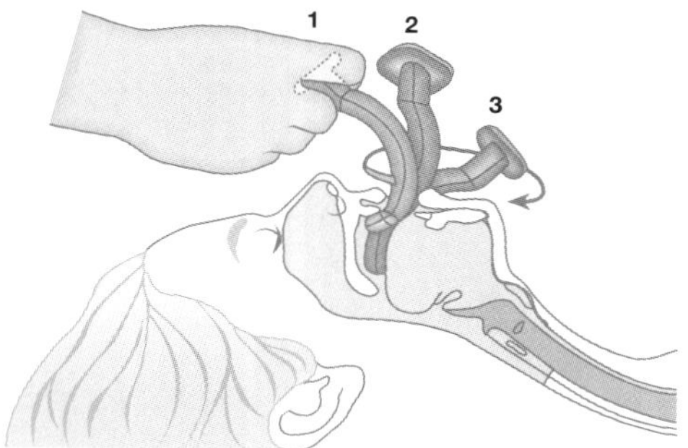

Abb. 3.7 Einlegen eines Guedel-Tubus

Voraussetzung für die richtige Lage des Tubus ist die genaue Auswahl der Tubusgröße.

Tab. 3.2 Richtwerte für Tubusgrößen beim Guedel-Tubus

Patient	Tubusgröße	Tubusfarbe
Jugendliche	2	Grün
Frauen	3	Gelb
Männer	4	Rot
Großgewachsene	5	Orange

3.2.7 Wendl-Tubus (Nasopharyngeal-Tubus)

Vorgehen *(siehe Abb. 3.8)*: Der Wendl-Tubus wird durch den unteren Naseneingang eingeführt und in Richtung Rachenwand vorgeschoben. Den Unterkiefer dabei leicht anheben, bis die ringförmige Scheibe des Tubus am Naseneingang zum Liegen kommt.

Nach Einführung durch die Nase kommt die Tubusspitze im Hypopharynx zum Liegen und hat keinen Kontakt zum Zungengrund. Der Vorteil – im Gegensatz zum Guedel-Tubus – besteht darin, dass er auch bei nicht tief bewusstlosen, reflexlosen Patienten ohne Auslösung eines Brechreizes verwendet werden kann.

Die Auswahl der richtigen Größe erfolgt durch Abmessen des Abstandes zwischen Naseneingang und Ohrläppchen *(siehe Tab. 3.3)*.

Tab. 3.3 Richtwerte für Tubusgrößen beim Wendl-Tubus

Patient	Tubusgröße
Jugendliche	26
Frauen	28
Männer	30
Großgewachsene	32

Die richtige Lage der Tuben (Luftbrücken) kann an einer hör- und fühlbaren Atemluftströmung am Tubusende erkannt werden. Ist der Tubus zu groß gewählt, kann bei einer notwendigen Beatmung eine gastrale Insufflation die Folge sein, d.h. eine ausreichende Spontanatmung ist nicht gesichert.

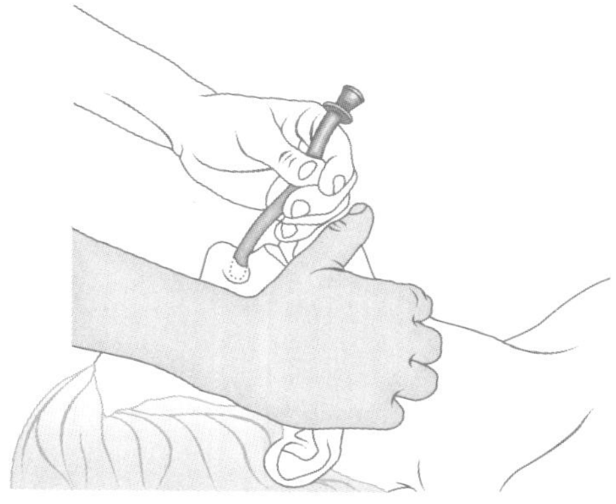

Abb. 3.8 Einlegen eines Wendl-Tubus

3.2.8 Bewusstlosigkeit mit erhaltenem Kreislauf, aber ohne Atmung

Bei einem Atemstillstand muss eine Beatmung durchgeführt werden. Ein niedriges Atemvolumen (Atemzugvolumen und Atemfrequenz niedriger als normal) kann eine effektive Oxygenierung und Ventilation sichern (Deakin et al. 1998). Das Optimum wäre, wenn die Beatmung mit Sauerstoff erfolgen könnte, der allerdings nicht unbedingt primär zur Verfügung steht.

Die einfachste Form der Beatmung ohne Hilfsmittel ist die **Atemspende**, die als Mund-zu-Mund- oder Mund-zu-Nase-Beatmung erfolgen kann. Es gibt keine ausschließliche Bevorzugung einer der beiden Methoden. Trotzdem scheint die Mund-zu-Nase-Beatmung einfacher in der Anwendung zu sein, da die Nase mit dem Mund besser abzudichten ist und bei Insufflation der Spitzendruck reduziert wird. Bei einer Beatmung mit einem zu hohen Druck und/oder Volumen kommt es zu einer gastralen Insufflation mit der Gefahr der

Regurgitation. Wichtig für die Effektivität der Beatmung ist eine ausreichende Überstreckung des Kopfes.

3.2.9 Mund-zu-Nase-Beatmung

Vorgehen *(siehe Abb. 3.9 und Abb. 3.10)*: Der Helfer kniet seitlich am Kopf des Patienten. Die eine Hand liegt flach auf der Stirn an der Haaransatzgrenze, die andere unter dem Kinn. Beide drehen den Kopf vorsichtig nackenwärts. Der Mund kann evtl. zusätzlich durch den Daumen, der zwischen Unterlippe und Kinn liegt, verschlossen werden, wenn das Vorschieben des Unterkiefers nicht ausreichen sollte. Der Mund des Helfers verschließt beide Nasenöffnungen durch seine Lippen und bläst die Ausatemluft in den Patienten hinein, bis es zu einer deutlichen Exkursion des Thorax kommt.

Die Insufflation erfolgt langsam und gleichmäßig über einen Zeitraum von 1,0 bis 1,5 Sekunden, um zu hohe Drücke zu vermeiden. Anschließend wird der Kontakt zum Patienten aufgegeben und der Kopf des Helfers zur Thoraxseite gedreht, um den Erfolg der Insufflation zu kontrollieren, da sich nunmehr der Thorax wieder senkt. Die nachfolgende Inspiration beginnt erst, wenn der Patient wieder vollständig ausgeatmet hat.

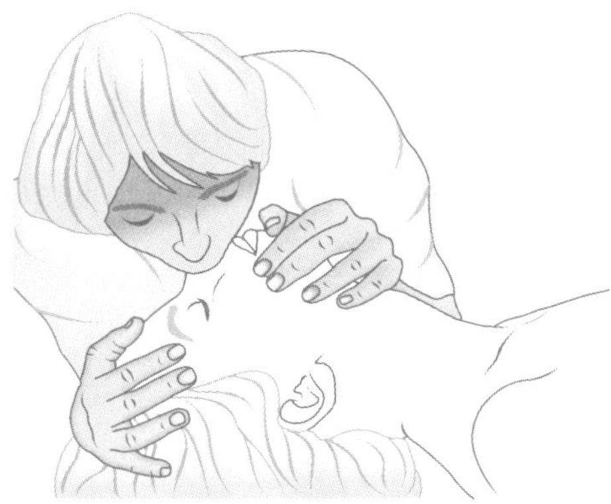

Abb. 3.9 Mund-zu-Nase-Beatmung – Insufflation

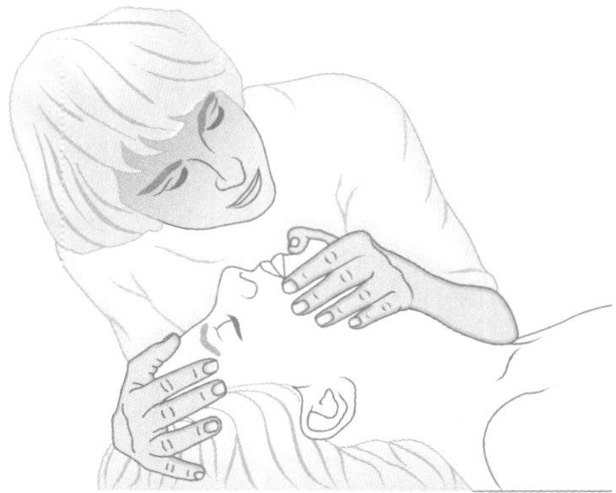

Abb. 3.10 Mund-zu-Nase-Beatmung – Expiration

3.2.10 Mund-zu-Mund-Beatmung

Bei der Mund-zu-Mund-Beatmung verschließen Daumen und Zeigefinger der auf der Stirn liegenden Hand die Nase unter andauernder Überstreckung des Halses. Der Helfer atmet über den leicht geöffneten Mund des Patienten ein. Die Insufflation und die Kontrolle sind identisch wie bei der Mund-zu-Nase-Beatmung.

Häufig stehen der Durchführung einer Atemspende hygienische und ästhetische Gründe entgegen.

Um den direkten Kontakt des Helfers mit dem Patienten zu vermeiden und damit die Bereitschaft zur Beatmung zu steigern, existieren Kunststofffolien mit einem einseitig durchlässigen Vlies (Beatmungstuch) oder einer ventilartigen Öffnung, die eine Insufflation des Patienten ermöglichen. Durch die Abdeckung kann der Widerwille gegen den Kontakt gemindert werden. Der Nachteil dieser Tücher besteht darin, dass sie leicht verrutschen und deshalb ständig neu ausgerichtet werden müssen.

3.2.11 Beutel-Masken-Beatmung

Sofern vorhanden, kann auch eine Beutel-Masken-Beatmung durchgeführt werden. In diesem Falle wird dem Patienten zumindest 21 % Sauerstoff – im Gegensatz zur Atemspende mit nur 17 % – zugeleitet. Der Anteil kann allerdings gesteigert werden, wenn an dem Beutel Sauerstoff angeschlossen wird, sofern eine entsprechende Quelle verfügbar ist. Das Optimum stellt die Verwendung eines Sauerstoffreservoirs am Beutel dar.

Vorgehen *(siehe Abb. 3.11)*: Zunächst muss die für den Patienten richtige Maskengröße gewählt werden. Zur Beatmung kniet der Helfer am Kopfende des Patienten, wobei dessen Kopf sich zwischen den beiden Oberschenkeln des Helfers befindet. Nach Überstrecken des Kopfes halten Daumen und Zeigefinger die Maske der richtigen Größe fest auf das Gesicht des zu Beatmenden gedrückt (C-Griff), während Mittel- und Ringfinger den Unterkiefer umfassen und diesen nach vorne oben ziehen und gleichzeitig den Kopf nach hinten strecken (modifizierter Esmarch'scher Handgriff).

Dabei ist wichtig, die Maske dicht auf den Mund und die Nase aufzusetzen, wobei die Basis der Maske unterhalb der Unterlippe zu liegen kommt und die Spitze mit der Nasenwurzel abschließt. 10 % des Drucks bei der Maskenbeatmung erfolgen mit Daumen und Zeigefinger von oben, während 90 % der Kraft auf das Anheben des Unterkiefers und des Überstreckens des Kopfes gerichtet werden. Die linke Hand übernimmt die Maske, die rechte beatmet (bei Rechtshändern) durch Zusammendrücken des jeweiligen Beutels, wobei dieser auf dem Oberschenkel des Helfers zum liegen kommt (Erleichterung der Kompression).

Die größte Schwierigkeit liegt im Abdichten der Maske und der Kontrolle des Insufflationsvolumens (Beobachtung der Thoraxexkursion). Jede deutliche Undichtigkeit wird zur Hypoventilation führen, außerdem kann beim ungeschützten Atemweg Luft in den Magen gelangen (Ocker et al. 2001).

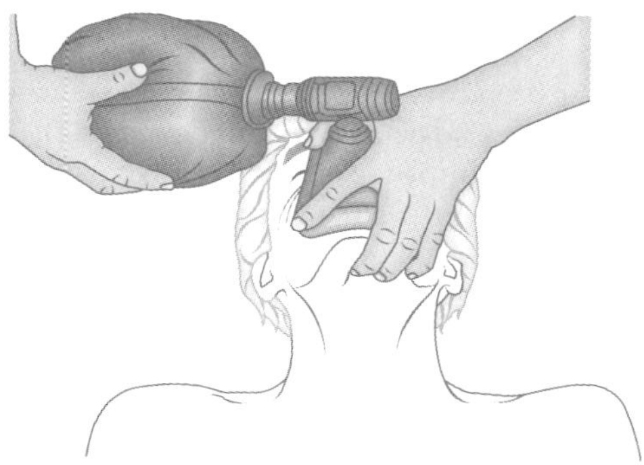

Abb. 3.11 Beutel-Masken-Beatmung

3.2.12 Bewusstlosigkeit ohne Atmung und ohne Kreislauf

Bei einem Patienten mit Atem- und/oder Kreislaufstillstand werden für eine effektive Wiederbelebung mit den Basismaßnahmen 2 Helfer benötigt.

Sollten die Basismaßnahmen um medikamentöse und elektrische Maßnahmen erweitert werden, so sind insgesamt 3 Helfer erforderlich.

Die Basisreanimation setzt sich aus der äußeren **Herzdruckmassage (HDM)** und der **Beatmung** zusammen. Herzdruckmassagen erzeugen durch Erhöhung des Drucks im Brustraum und durch direkte Kompression des Herzens einen Blutfluss.

Obwohl durch eine korrekt durchgeführte Herzdruckmassage systolische arterielle Spitzendrücke von 60–80 mmHg erreicht werden können, bleibt der diastolische Druck niedrig und der mittlere arterielle Druck in der Karotis steigt selten über 40 mmHg (Paradis et al. 1989).

3.2.13 Durchführung der Herzdruckmassage (HDM)

Vorgehen *(siehe Abb. 3.12)*: Für eine Durchführung der HDM kniet der Helfer seitlich möglichst nahe am Brustkorb des Patienten. Der Patient muss flach auf einer harten, unnachgiebigen Unterlage liegen. Am effektivsten ist die HDM auf dem Boden.

Zur Auffindung des Druckpunktes muss der Oberkörper frei gemacht werden. Der Handballen der einen Hand des Helfers wird auf die Mitte des Brustkorbs aufgesetzt. Die zweite Hand wird gekreuzt mit dem Handballen auf den Ballen der ersten Hand gelegt. Eine Alternative ist das Eingreifen der zweiten Hand in die Fingergrundgelenke der ersten Hand, wobei die Finger nach oben gezogen werden.

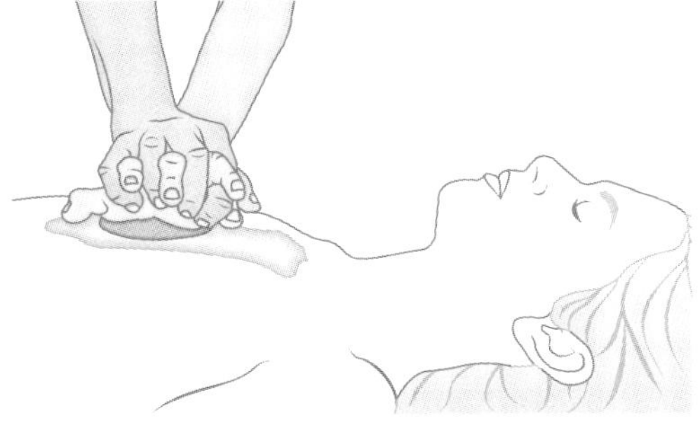

Abb. 3.12 Durchführung der äußeren Herzdruckmassage

Der Kontakt zum Thorax sollte nur durch den Handballen und nicht durch die gesamte Hand begrenzt sein. Die Körperhaltung des Helfers garantiert, dass das Gewicht des Oberkörpers über die im Ellenbogen gestreckten Arme direkt auf den Thorax übertragen wird.

Die Drucktiefe beträgt 5–6 cm. Es gibt gesicherte Erkenntnisse dafür, dass eine Drucktiefe von 5 cm und mehr zu einem höheren Prozentsatz der Patienten führt, die lebend das Krankenhaus erreichen (Edelson et al. 2006). Der Druck muss senkrecht auf das Brustbein ausgeübt werden. Nach der Kompression wird das Sternum vollständig entlastet, ohne dabei den Handballen abzuheben. Die vollständige Entlastung des Brustkorbs nach jeder Herzdruckmassage führt zu einem besseren venösen Rückstrom in den Brustraum und kann die Wirksamkeit der Wiederbelebungsmaßnahmen steigern (Aufderheide et al. 2005).

Die Frequenz der Herzdruckmassage bei Erwachsenen beträgt 100–120/Min. Es besteht ein positiver Zusammenhang zwischen der Zahl der tatsächlich durchgeführten Herzdruckmassagen pro Minute und der Chance auf eine erfolgreiche Wiederbelebung (Christenson et al. 2009).

Das Zusammenwirken der HDM und der Beatmung ist **30 × Komprimieren und 2 × Beatmen** (= 1 Zyklus).

Tab. 3.4 Übersicht HDM

Herzdruckmassage beim Erwachsenen	
Druckpunkt	Mitte Brustkorb/unteres Drittel Sternum
Kontakt zum Thorax	nur Handballen (nicht gesamte Hand)
Drucktiefe	5 bis 6 cm
Frequenz	100 bis 120/Min.

3.2.14 Bewusstsein erhalten, Kreislauf insuffizient

Bei Störungen des Kreislaufs handelt es sich meist um ein Volumendefizit oder eine Herzfunktionsstörung. Denkbar ist auch eine akute Dekompensation einer bestehenden Herzinsuffizienz.

Obwohl die adäquate Therapie eines Volumenmangels im intravenösen Ersatz der Flüssigkeit besteht, bedeutet eine derartige Infusionstherapie eine erhebliche zeitliche und personelle Belastung, weshalb als Erstmaßnahme die spezielle Schocklagerung infrage kommt *(siehe Abb. 3.13)*.

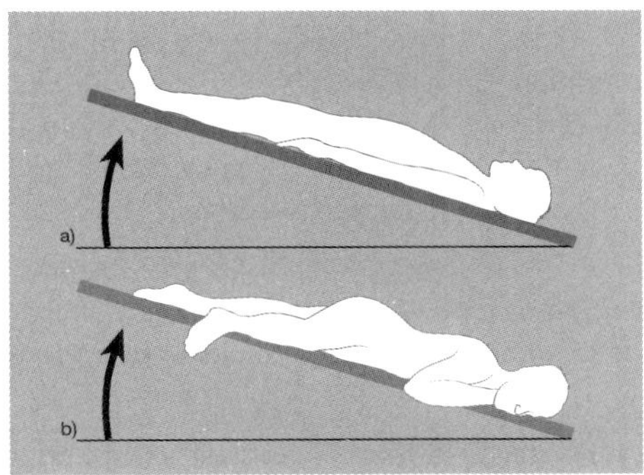

Abb. 3.13 Lagerung bei Volumenmangel, Schocklagerung
a) Patient bei Bewusstsein
b) Patient bewusstlos

Durch eine Kopf-Tief-Lage in einem Winkel von ca. 15° kann evtl. mit dem verbleibenden Volumen eine zerebrale Perfusion sichergestellt oder verbessert werden. Auch ist eine Hochlagerung der Beine (Autotransfusion) möglich *(siehe Abb. 3.14)*.

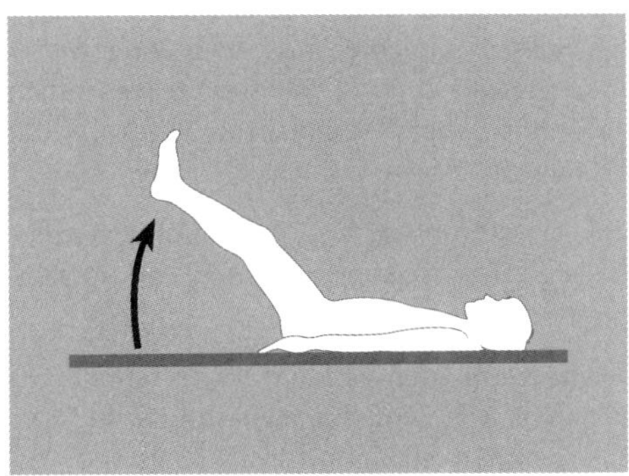

Abb. 3.14 Autotransfusion

3.2.14.1 Infusionstherapie

In einer Reanimationssituation kann der Gefäßzugang peripher-venös (i. v.) oder intraossär (i. o.) erfolgen. Da der periphere Venenzugang schneller angelegt werden kann und technisch einfacher (und daher sicherer) ist, sollte er zuerst angegangen werden.

Um – nach dem Legen des i. v.-Zugangs – die injizierten Medikamente sicher zu befördern, muss mit ca. 20 ml Flüssigkeit nachgespült und die betreffende Extremität für zehn bis 20 Sekunden hochgehalten werden.

Wird eine Hypovolämie vermutet (z. B. durch Flüssigkeitsverlust oder Fehlverteilung bei septischem Schock oder Anaphylaxie), dann sollte die Flüssigkeit zügig gegeben werden.

In der Initialphase der Reanimation sollten balancierte kristalloide Lösungen, Vollelektrolytlösung verwendet werden, da die Gabe von Kolloiden keine eindeutigen Vorteile bietet (Langhelle et al. 2003).

Beim **Trauma** werden weder 0,9 % NaCl-Lösung noch Ringer-Laktat-Lösung gegeben. 0,9 % NaCl-Lösung scheidet wegen der resultierenden Hyperchlorämie (= Azidose) aus, während die Ringer-Laktat-Lösung wegen des hohen O_2-Bedarfs zur Umwandlung von Laktat zu Bikarbonat (in der schon minder-perfundierten Leber) vermieden werden sollte. Dagegen empfiehlt es sich grundsätzlich Ringer-Acetat zu verwenden, da zur Umwandlung in Bikarbonat wesentlich weniger O_2 benötigt wird (ohne Leber). Die Balance von Bikarbonat und CO_2 ist maßgeblich für einen stabilen pH!

Bei primär kardialen Funktionsstörungen (z. B. Myokarditis, Kardiomyopathie) sollte – im Gegensatz zum oben Erwähnten – ein vorsichtiger Flüssigkeitsbolus gegeben werden.

Die Gabe von Glucose sollte vermieden werden, da sie schnell aus dem intravasalen Raum umverteilt wird, zur Hyperglykämie führt und das neurologische Ergebnis nach dem Kreislaufstillstand verschlechtern kann.

Ist ein i. v.-Zugang nur schwer legbar oder gar nicht machbar, sollte eine intraossäre Injektion erfolgen. Diese Form der Injektion ist mittlerweile auch bei Erwachsenen etabliert (Lee et al. 2015, Reades et al. 2011, Leidel et al. 2012, Helm et al. 2015) und führt zu ähnlichen Plasmakonzentrationen und Infusions-Zeiten wie bei einer i. v.-Injektion durchgeführt (Wenzel et al. 1999, Hoskins et al. 2012).

3.2.14.2 Erschöpfungsbedingter Flüssigkeitsmangel und Rehydrierungstherapie

Bei einfachem anstrengungsbedingtem Flüssigkeitsmangel (z. B. während Sportveranstaltungen auftretend) können Rehydrationsgetränke mit 3–8 % Kohlenhydrat-Elektrolyt-Anteilen (CE) gegeben werden (Osterberg et al. 2010, Kalman et al. 2012, Chang et al. 2010, Seifert et al. 2006, Wong und Chen 2011, Shirreffs et al. 2007, Gonzalez-Alonso et al. 1992, Ismail et al. 2007, Saat et al.2002).

Als vertretbare Alternativen können unter anderem Wasser, 12 %-CE-Lösungen (Osterberg et al. 2010), Kokosnusswasser (Kalman et al. 2012, Ismail et al. 2007, Saat et al.2002), Milch mit 2 % Fettanteil (Shirreffs et al. 2007) oder Tee (mit oder ohne zusätzlichem Kohlenhydrat-Elektrolyt-Anteil) als Getränke angeboten werden (Chang et al. 2010, Miccheli et al. 2009)). Bei schwerem Flüssigkeitsmangel und niedrigem Blutdruck, Fieber oder einem eingeschränkten Bewusstseinszustand muss unter Umständen auf eine orale Flüssigkeitsgabe verzichtet werden – dann benötigen die Patienten eine entsprechende intravenöse Therapie (s.o.).

3.2.15 Bewusstsein erhalten, Atmung insuffizient

Bei einer isolierten Atemstörung wird sich die Hilfe im Bereich der Erstversorgung auf eine adäquate Lagerung beschränken *(siehe Abb. 3.15)*.

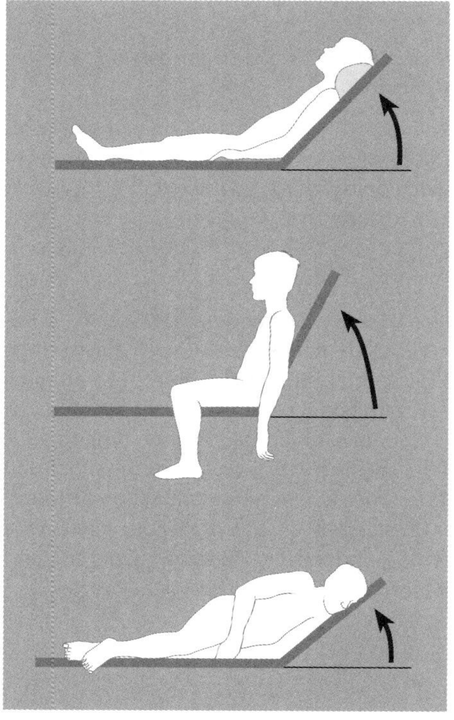

Abb. 3.15 Lagerungen bei Atemstörungen

Wenn überhaupt, kann – sofern verfügbar – Sauerstoff per inhalationem eingesetzt werden. Die Applikation von Medikamenten orientiert sich an der jeweiligen speziellen Notfallsituation.

Sofern vorhanden, kann auch eine Beatmung vor Ort notwendig werden. Es gelingt damit nicht nur eine suffiziente Oxygenierung mit Umgebungsluft (FiO_2 0,21), sondern bei Verfügbarkeit von Sauerstoff auch dem Patienten das in dieser Situation wesentliche Notfallmedikament zu applizieren. Bei einer Beutel-Masken-Beatmung wird mit einen O_2-Flow von 6–10 l/Min. ein FiO_2 von 0,45 erreicht. Dies setzt allerdings eine gewisse Routine bei der Verwendung einer Beatmungsmaske voraus.

Sofern es vom Kreislauf tolerabel ist, wird der Oberkörper des Patienten mit Atemstörung hochgelagert, um die Atmung zu erleichtern. Die Beine sollen nur bei Hypertonie tiefer gelagert werden *(siehe Abb. 3.15)*.

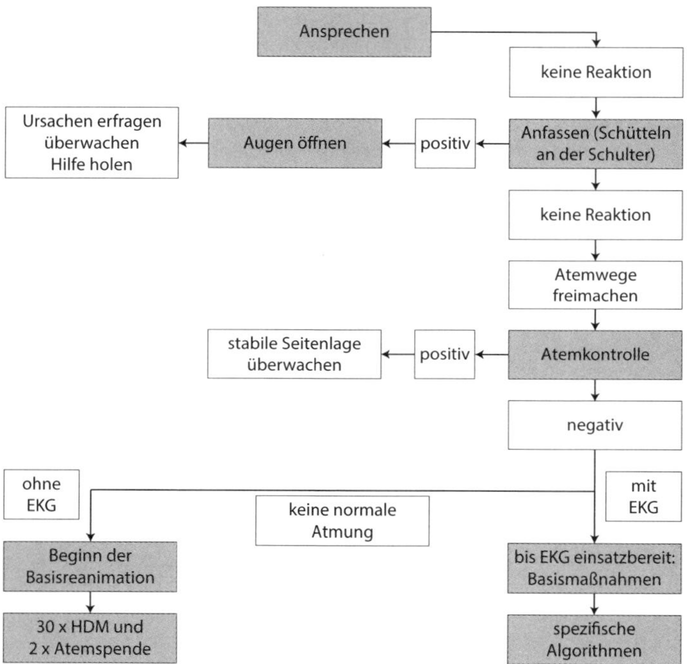

Abb. 3.16 Algorithmus zum Vorgehen beim Auffinden einer leblosen Person

3.2.16 Erweiterte Reanimation bei Kreislaufstillstand

Bei Verfügbarkeit einer elektrischen und medikamentösen Ausstattung und einer ausreichenden Personalkapazität (neben dem Arzt noch 2 Helfer) können die Basismaßnahmen durch die erweiterten Reanimationsmaßnahmen ergänzt werden (advanced life support).

Nach der Diagnose eines Kammerflimmerns oder einer pulslosen ventrikulären Tachykardie mit einem Notfall-EKG ist die Therapie der Wahl die **elektrische Defibrillation**. Voraussetzung für eine erfolgreiche Defibrillation ist eine ausreichende Versorgung des Myokards mit Sauerstoff. Eine kurze Phase von Thoraxkompressionen oxygeniert den Herzmuskel, führt ihm energiereiche Substrate zu und erhöht die Wahrscheinlichkeit der Wiederherstellung eines perfundierenden Herzrhythmus nach der Defibrillation (Eftestol et al. 2004).

Die beiden Elektroden (entweder als Paddels oder Pads) werden so platziert, dass eine größtmögliche Myokardmasse vom Strom durchflossen wird. Ein Paddel liegt zur Senkung des thorakalen Widerstandes rechts parasternal unter der Clavicula, das andere Paddel links im 5. Interkostalraum in der vorderen Axillarlinie. Vorher werden die Paddels zur Senkung des thorakalen Widerstandes mit Elektrodengel bestrichen. Bei den Pads ist dies bereits vorgefertigt, um eine verbesserte Stromleitung zu garantieren. Wichtig ist, dass die gesamte Fläche der Paddels bei der Thoraxwand aufliegt und bei der Abgabe der Strommenge diese fest aufgepresst werden.

Bei den heute verfügbaren biphasischen Defibrillatoren wird mit einer Energie von 200 Joule die Defibrillation durchgeführt. Die empfohlene 3-malige Defibrillation hintereinander wird heute nicht mehr durchgeführt (außer evtl. im Katheterlabor), sondern unmittelbar nach der Defibrillation für 2 Minuten eine Basisreanimation durchgeführt, unabhängig vom Erfolg der Defibrillation.

Bei erfolgreicher Kardioversion ist in den ersten Minuten die Auswurfleistung des Herzens noch nicht ausreichend, weshalb es durch eine suffiziente HDM unterstützt werden muss. Erst nach ca. 2 Minuten erfolgt eine Kontrolle des Erfolgs der Defibrillation.

Selbst wenn die Defibrillation erfolgreich war und ein perfundierender Herzrhythmus erzeugt werden konnte, braucht es Zeit, bis das Herz-Kreislauf-System nach dem Schock wiederhergestellt ist (Sunde et al. 1999).

Sollte eine erfolgreiche Kardioversion stattgefunden haben, was an dem tastbaren Puls und evtl. dem EKG-Bild erkennbar ist, kann von weiterer Herzdruckmassage abgesehen werden. Falls dies nicht der Fall ist, muss im Algorithmus 5 Zyklen 30 × Herzmassage und 2 × Beatmung mit anschließender Analyse und eventueller Defibrillation fortgefahren werden *(siehe Abb. 3.17)*.

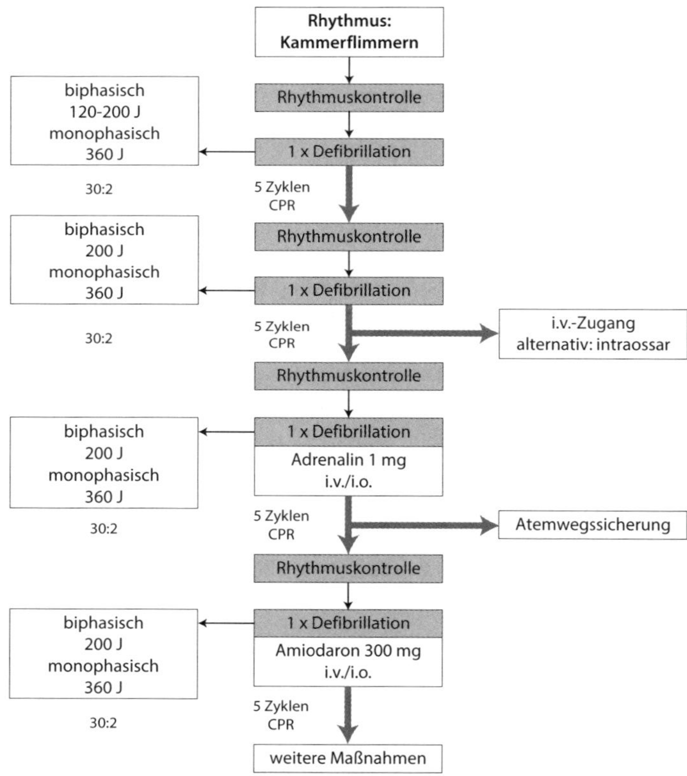

Abb. 3.17 Vorgehen bei Kammerflimmern und pulsloser ventrikulärer Tachykardie

Nach der 3. (erfolglosen) Defibrillation wird nach Schaffung eines i. v.-/i. o.-Zugangs 1 mg Adrenalin und 300 mg Amiodaron appliziert.

Eine neuerliche Gabe von Adrenalin nach 3–5 Minuten bedeutet die Applikation nach jeweils 2 × 2 Minuten (5 Zyklen = 2 Minuten).

Bei anderen Formen des Kreislaufstillstandes wie der Asystolie oder der pulslosen elektrischen Aktivität (PEA) wird neben den Basismaßnahmen die i. v.-/i. o.-Applikation von Adrenalin das Mittel der Wahl sein. Die Applikation erfolgt, sobald ein Zugang geschaffen ist und wird alle 3–5 Minuten wiederholt. Dieses wird in der Zubereitung 1 mg (= 1 Amp.) + 9 ml physiologischer Kochsalzlösung in einer 10er-Spritze intravenös appliziert.

Der intravenöse Zugang sollte im Bereich der Ellenbeuge gesucht werden. Nach der Injektion des 10 ml-Bolus erfolgt das Einschwemmen durch eine Infusion – evtl. unter Druck. Die Medikamentenapplikation sollte alle 2–3 Minuten wiederholt werden *(siehe Abb. 3.15)*.

Adrenalin ist – unabhängig von der Ursache – das Medikament der ersten Wahl bei der CPR.

Seine alpha-adrenergen, vasokonstriktiven Effekte verursachen eine systemische Vasokonstriktion, was wiederum die koronare und zerebrale Perfusion verbessert. Die beta-adrenergen Effekte (iontropisch, chronotropisch) können ebenfalls den koronaren und zerebralen Blutfluss erhöhen, aber auch gleichzeitig Folgendes bewirken:

- Steigerungen des myokardialen Sauerstoffverbrauchs
- Auftreten von ektopischen ventrikulären Arrhythmien
- transiente Hypoxien durch pulmonales „shunting“
- Blockierung der Mikrozirkulation (Fries et al. 2006) sowie insgesamt eine
- schlechtere kardiale Funktion in der Postreanimationsphase.

All das macht die Bilanz wieder negativ (Angelos et al. 2008).

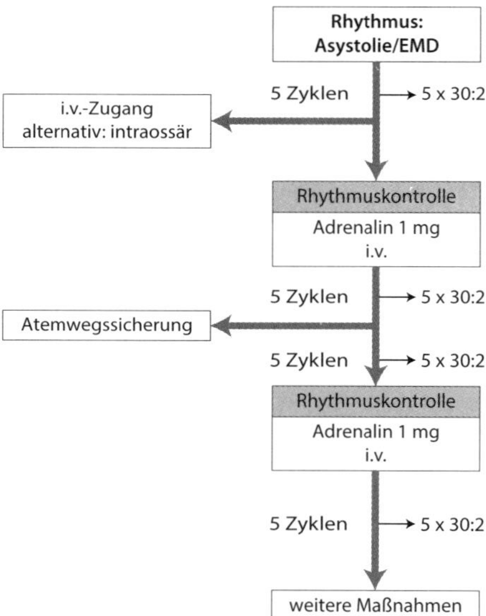

Abb. 3.18 Vorgehen beim Asystolie und elektromechanischer Dissoziation

3.3 Nichteinleiten oder Abbruch einer Reanimation in der Präklinik

Immer öfter wird der Arzt zu Patienten mit Herz-Kreislaufstillstand gerufen, bei denen sich im Einzelfall die Frage stellt, ob eine kardiopulmonale Reanimation begonnen oder eine begonnene Reanimation beendet werden soll.

Es gibt zwar dazu Leitlinien und Stellungnahmen des European Resuscitation Council (ERC) sowie der Bundesärztekammer (BÄK) und Hinweise in der Literatur, aber keine dieser Empfehlungen gibt verbindliche Prädiktoren.

In die Entscheidung zur Durchführung und zum Abbruch einer Reanimation ist auch der Patientenwille miteinzubeziehen, sofern dieser vor Ort erkennbar, bzw. erfahrbar ist. Eine wichtige Rolle bei der Informationsgewinnung über den Willen des Patienten, seinen vorherigen und aktuellen Zustand sowie das etwaige Unfallgeschehen spielen die Ersthelfer und Angehörige. Während im klinischen Bereich auf Grund des Krankheitsverlaufes und konkreter (bekannter) Befunde die Entscheidung teilweise vorhersehbar ist, wird der Notfall-/Notarzt mit einem ihm unbekannten Patienten konfrontiert, bei dem – wenn überhaupt – im Rahmen einer Fremdanamnese durch Angehörige meist wenige und ggf. wenig hilfreiche Informationen zu erhalten sind.

Grundsätzlich muss unterstellt werden, dass Reanimationsmaßnahmen nur unterlassen werden dürfen, wenn sichere Todeszeichen vorliegen. Es gibt keine eindeutigen Kriterien mit Evidenz für einen Abbruch oder ein Unterlassen einer Reanimation - die Entscheidung sollte aufgrund individueller Abwägungen getroffen werden.

3.3.1 Aussichtslosigkeit

> Der Weltärztebund (World Medical Association, WMA) definiert eine aussichtslose Behandlung als eine Therapie, die „keinen vernünftigen Grund für Hoffnung auf Wiederherstellung oder Besserung bietet" oder von der „der Patient dauerhaft keinen Nutzen erwarten kann" (World Medical Association 2009). Eine Wiederherstellung wird als aussichtslos angesehen, wenn nur minimale Chancen auf ein qualitativ gutes Überleben bestehen.

Um eine Behandlung als aussichtslos zu betrachten, muss zunächst geklärt werden, ob eine medizinische Indikation vorliegt oder nicht (Weisel u. Truog 1995). Dies ist jedoch im präklinischen Setting schwierig, wenn nicht unmöglich.

Im Gegensatz zu anderen medizinischen Interventionen wird argumentiert, dass Überlebensraten von weniger als 1 % noch Reanimationsbemühungen rechtfertigen (Becker et al. 2013).

Als **eindeutige Hinweise auf die Aussichtslosigkeit** eines Beginns einer Reanimation werden seitens des ERC

- massive kraniale und zerebrale Schäden
- Dekapitation
- Verwesung oder Fäulnis
- Verkohlung
- abhängige Todesflecken
- sowie vitale Mazeration

bezeichnet (Bossart et al. 2015).

3.3.2 Leitlinien bzw. Stellungnahmen

Der **ERC** nimmt in seinen Leitlinien aus dem Jahr 2015 wie folgt Stellung (Bossart et al. 2015):

Professionelle Helfer sollen erwägen, bei Kindern und Erwachsenen eine Reanimation nicht zu beginnen oder abzubrechen, wenn

- die Sicherheit der Helfer nicht (länger) gewährleistet ist
- eine offensichtlich tödliche Verletzung vorliegt oder der irreversible Tod eingetreten ist
- eine gültige und zutreffende Verfügung vorliegt
- es einen anderen starken Hinweis darauf gibt, dass weitere Reanimationsmaßnahmen gegen die Wertvorstellung und Präferenzen des Patienten verstoßen würden oder die Maßnahmen als aussichtslos betrachtet werden, ferner
- trotz laufender erweiterter Reanimationsmaßnahmen ohne reversibler Ursache eine Asystolie länger als 20 Minuten besteht.

Die **Bundesärztekammer (BÄK)** empfiehlt die Fortführung begonnener Reanimationsbemühungen

- solange im EKG ein persistierendes Kammerflimmern detektiert wird.
- Bei Fortbestehen einer Asystolie und Ausschöpfung sämtlicher Reanimationsmaßnahmen ist ein Abbruch der Wiederbelebung im Allgemeinen gerechtfertigt, wenn die Dauer der Wiederbelebungsmaßnahmen 20 Minuten überschreiten (Schüttler 2011).

Da der Abbruch oder das Unterlassen einer Reanimation den endgültigen Tod des Patienten zur Folge hat, stellen sich bei dieser adhoc zu treffenden Entscheidung beim ärztlichen und nicht-ärztlichen Personal erhebliche Unsicherheiten ein, die für alle Beteiligten mit einer großen emotionalen Belastung verbunden sein können. Für das Behandlungsteam kann ein Dilemma zwischen Pflicht zur Lebensrettung, der Pflicht nicht zu schaden und der Respektierung des Patientenwillens entstehen (Janssens 2016).

3.3.3 Herz-Kreislaufstillstand

Der plötzliche Herztod ist weltweit eine der Haupttodesursachen (Lunz et al. 2016). Während früher der Kreislaufstillstand, insbesondere bei vorhersehbarer Entwicklung eines Krankheitsverlaufs als schicksalhaft akzeptiert wurde, wird heute auch in diesen Fällen der Rettungsdienst alarmiert. In zunehmendem Maße wird der Notarzt dadurch auch zu Patienten gerufen, bei denen – aus Sicht des Notarztes – vor Ort keine Indikation zur Durchführung einer Reanimation besteht.

Der ERC geht davon aus, dass 70–98 % der Reanimationen ohne Erfolg sind (Bossart et al. 2015). Das Überleben nach einem präklinischen Stillstand wird im Deutschen Reanimationsregister bei Krankenhausentlassung mit 12 % angegeben (Gräsner et al. 2017). Dem gegenüber stehen neuere Studien mit höheren Wiederbelebungsquoten, die auf besserem medizinischem Wissen sowie neuen und erweiterten Interventionen basieren sollen (Bossart et al. 2015).

Obwohl nicht im Vordergrund stehend, ist auch zu bedenken, dass die Patienten, die nach einer Reanimation eines präklinischen Herz-Kreislaufstillstands lebend eine Intensivstation erreichen, zu zwei Drittel an der hypoxisch-ischämischen Hirnschädigung versterben (Nolan et al. 2015). Trotz dieser Tatsache stellt sich die Frage, inwieweit Faktoren existieren, die eine Orientierung und Entscheidungsfindung erleichtern.

Im Gegensatz zu anderen Erkrankungen gibt es für einen Herz-Kreislaufstillstand im präklinischen Bereich keine definitiv zuverlässigen Prädiktoren mit entsprechender Evidenz, an denen sich der Notfall-/Notarzt orientieren könnte. Es gibt bisher keinen zuverlässigen Wert, der das Auftreten bzw. Nichtauftreten eines „Return of spontaneous circulation" (ROSC) oder gar das Überleben vorhersagen kann (Eckstein et al. 2011).

Im Bereich der Basisreanimation (BLS) empfiehlt der ERC einen **Abbruch der Reanimation**, wenn

- kein „Return of spontaneous circulation" (ROSC) eintritt
- kein elektrischer Schock abgegeben werden muss und
- der Herz-Kreislaufstillstand nicht vom Rettungsdienst beobachtet wurde (Soar et al. 2015).

Werden darüber hinaus während der laufenden Reanimation Informationen bekannt, die auf eine infauste Prognose schließen lassen (z. B. austherapierter Tumorpatient), ist es berechtigt, die Reanimationsmaßnahmen zu beenden.

Pupillenweite und Pupillenreflex haben während der Reanimation keinerlei prognostische Aussagekraft (German Resuscitation Council 2015). In zunehmendem Maße wird, nachdem die Rettungsfahrzeuge inzwischen verbindlich damit ausgestattet sind (DIN EN 1789), die endtidale Kohlendioxid-Konzentration (etCO_2) gemessen. Wenn über 20 Minuten der Grenzwert von 10 mmHg (1,33 KPa) etCO_2 nicht überschritten werden kann, hat der Patient kaum eine Überlebenschance (Tonma u. Davies 2013).

Ein möglicher prognostischer Faktor für ein Überleben nach präklinischem Herz-Kreislaufstillstand ist die Zeit zwischen Eintritt des Stillstandes und dem Beginn der Basisreanimation unter Einschluss der Defibrillation. Eine frühzeitig eingeleitete Basisreanimation kann die Überlebensrate verdoppeln bis verdreifachen. Eine Defibrillation innerhalb von 3–5 Minuten kann die Rate des Überlebens auf 50 bis 70 % erhöhen (Blom et al. 2014).

Die Erfahrung aus der Praxis zeigt, dass zeitliche und „fachliche" Einschätzungen von Notfallzeugen (d. h. Erkennen der Symptome des Stillstandes) mehr als unzuverlässig sind. Trotzdem ist der „verspätete" Beginn nicht aussichtslos, da ja der genaue Beginn des Stillstandes von Laien nicht mit Sicherheit zeitlich fixiert werden kann. Als Orientierungsfaktor wird die Anfahrtszeit des Rettungsdienstes von der Leitstelle festgehalten, sie liegt bei durchschnittlich 9,2 Minuten (Schmiedel u. Berendt 2015).

Fehlen Erstmaßnahmen durch Notfallzeugen, verringern sich die Überlebenschancen des Patienten deutlich.

3.3.4 Polytrauma

Während in früheren Jahren bei polytraumatisierten Patienten mit einem Herz-Kreislaufstillstand am Unfallort meist wegen Aussichtslosigkeit von einer Reanimation abgesehen wurde, scheinen sich die Outcome-Raten in den letzten Jahren verbessert zu haben (Truhlar et al. 2015).

Retrospektiv ließen sich bei einer Untersuchung in Berlin 15 % der verstorbenen Polytraumata potentiell oder sogar definitiv vermeiden. Kleber et al. schätzen aufgrund ihrer Untersuchung, dass deutschlandweit jährlich 500 Traumapatienten überleben könnten (Kleber et al. 2013).

Das American College of Surgeons (ACS) empfiehlt den Verzicht auf Reanimationsmaßnahmen in Situationen mit

- feststellbarem oder unabwendbarem Todeseintritt
- und bei Traumapatienten, die apnoisch und pulslos ohne geordneten Herzrhythmus sind (Millin et al. 2013).

Der ERC empfiehlt einen **Verzicht auf Reanimation bei Polytraumapatienten**

- wenn in den vorangegangenen 15 Minuten keine Lebenszeichen
- oder ein massiv mit dem Leben nicht vereinbartes Trauma (z. B. Dekapitation, penetrierende Herzverletzung, sichtbarer Verlust von Hirngewebe) vorliegen.

Es muss allerdings bedacht werden, dass beim traumatischen Herz-Kreislaufstillstand auch potentiell reversible Ursachen vorhanden sein können. Neben der leitliniengerechten Reanimation soll darum ein besonderes Augenmerk auf die Suche und Behebung dieser traumaspezifischen Ursachen gelegt werden (Hopson et al. 2003).

Ein **Abbruch der Reanimation** nach ERC ist zu erwägen

- wenn nach Behandlung der reversiblen Ursachen keine erfolgreiche Wiederherstellung des Kreislaufs (ROSC) erreicht wird oder
- sonografisch keine Herztätigkeit nachweisbar ist (Truhlar et al. 2015).

Ergänzend empfehlen Rechtsmediziner nach Beendigung der Reanimation über 10 Minuten ein EKG abzuleiten, um ein „**Lazarus-Phäno-**

men“ (= irrtümliche Annahme des Todes aufgrund unsicherer Todeszeichen) nicht zu übersehen (Kleber et al. 2013).

3.3.5 Hypothermie

Obwohl die akzidentelle Hypothermie nicht zu den häufigen Notfällen gehört und auch nicht auf gebirgige Regionen beschränkt ist, stellt sich auch hier die Frage nach der Durchführung oder des Unterlassens einer Reanimation.

Die Hypoxietoleranz beim hypothermen Patienten ist wesentlich höher als bei üblich normothermen Patienten, weshalb in der Notfallmedizin der Grundsatz gilt

„No one is dead until he is warm and dead“.

Die erhöhte Ischämietoleranz des Gewebes ermöglicht eine erfolgreiche Reanimation ohne neurologische Schäden – auch nach längerem Herz-Kreislaufstillstand und längeren Reanimationszeiten (Schwarz u. Mair 2002). Trotzdem gibt es Situationen in der Präklinik, in denen auch vor Ort ein Abbruch oder ein Verzicht auf eine Reanimation gerechtfertigt erscheint.

In den Empfehlungen des ERC **kann auf eine Reanimation bei Hypothermie verzichtet werden**

- wenn der Herz-Kreislaufstillstand eindeutig auf eine tödliche Verletzung oder Erkrankung zurückgeführt werden kann
- wenn ein prolongierter Atemstillstand vorliegt oder
- wenn der Brustkorb sich nicht komprimieren lässt (Paal et al. 2012).

3.3.5.1 Lawinenopfer

Eine Sonderform der Reanimation hypothermer Patienten liegt bei einem Lawinenunfall vor.

Lawinenverschüttete sterben an

- Asphyxie
- einem tödlichen Trauma

- oder durch Kombination von Asphyxie und Hypothermie.

Es ist unwahrscheinlich, dass ein Lawinenopfer überlebt, wenn es länger als 60 Minuten verschüttet war und einen Kreislaufstillstand mit verlegtem Atemweg bei Rettung hat. Komplett verschüttete Opfer sterben innerhalb von 35 Minuten an Asphyxie, wenn die Atemwege verlegt sind (Truhlar et al. 2015).

Ein **Unterlassen oder der Abbruch der Reanimation** ist gerechtfertigt bei

- steif-gefrorenem gesamten Körper
- Dekapitation und Rumpfdurchtrennung
- sowie bei einem nicht akzeptablen Risiko für Retter, wenn diese erschöpft sind oder wenn die extremen Umweltbedingungen eine CPR nicht erlauben (Paal et al. 2015).

Die ERC- Richtlinien bezeichnen ein **unwahrscheinliches Überleben**

- wenn das Opfer > 60 Minuten verschüttet war (oder die initiale Körpertemperatur < 30°C betrug) und bei der Rettung ein verlegter Atemweg bestand oder
- wenn das Opfer verschüttet war und im Kreislaufstillstand bei der Rettung ein initiales Kalium > 8 mmol/l vorlag (Truhlar et al. 2015).

3.3.6 Ertrinkungsunfall

Neben der primären respiratorischen Beeinträchtigung spielt auch beim Herz-Kreislaufstillstand beim Ertrinkungsunfall die Hypothermie eine entscheidende Rolle.

Bei einer Submersion (Untertauchen), die > 25 Minuten dauert, ist mit einer geringeren Chance für ein Überleben zu rechnen (Perkins et al. 2015). Kein Faktor (wie z.B. Alter, Wassertemperatur, Süß- oder Salzwasser u.a.) kann mit Sicherheit ein gutes oder schlechtes Outcome der Reanimationsbemühungen voraussagen.

Auch hier sind Versuche einer Reanimation zwecklos, wenn schwere traumatische Verletzungen vorliegen oder eine zeitgerechte Einlieferung in ein medizinisches Versorgungszentrum (zur Wiedererwärmung) nicht gewährleistet ist (Truhlar et al. 2015).

3.3.7 Lungenembolie

Ein durch eine Lungenembolie verursachter Herz-Kreislaufstillstand ist die schwerste Form der klinischen Manifestation einer venösen Thromboembolie (Truhlar et al. 2015).

Nach der Verabreichung von Thrombolytika soll eine CPR mindestens 60 bis 90 Minuten fortgeführt werden, d.h. der Patient wird unter Reanimationsmaßnahmen (am besten mit einer mechanischen Reanimationshilfe) in eine Klinik transportiert (Truhlar et al. 2015), so dass sich die Entscheidung über einen Abbruch präklinisch gar nicht stellt.

3.3.8 Suizid

Bei einer Reanimation nach einem Suizidversuch ist es für den Notfall-/Notarzt schwierig, einen frei verantwortlichen Suizidversuch von einem bewusst inkonsequenten Selbstmordversuch (als Hilferuf) zu unterscheiden (Nüßen 2016).

Entgegen der bisherigen Entscheidung des Bundesgerichtshofes, der die Auffassung vertrat, dass ein Arzt grundsätzlich zur Hilfeleistung bei einem Suizidenten verpflichtet sei, besteht inzwischen auf der Basis eines Urteils des LG Deggendorf (1 Ks 4 Js 7438/2011) für den Notfall-/Notarzt keine Verpflichtung zur Vornahme von lebensrettenden Maßnahmen gegenüber einem frei verantwortlich handelnden Suizidenten.

Die Annahme, der Arzt sei zur Lebensrettung verpflichtet, sobald der Suizident bewusstlos ist, läuft dem Selbstbestimmungsrecht des Patienten zuwider und ist spätestens seit Inkrafttreten des „Patientenverfügungsgesetzes“ überholt. Damit macht sich der Notfall-/Notarzt, der einen offensichtlich frei verantwortlich begangenen Suizidversuch geschehen lässt – wobei es auf die Ex-ante Betrachtung ankommt – weder wegen eines Tötungsdeliktes noch wegen unterlassener Hilfeleistung strafbar (Schelling 2016).

3.3.9 Ältere Menschen

Im Deutschen Reanimationsregister liegt das Durchschnittsalter der Reanimationen bei 68,6 Jahren, der Median bei 72,4 Jahren (Gräsner et al. 2017). Ältere Menschen mit einem Herz-Kreislaufstillstand – sofern dieser nicht der Endpunkt eines vorhersehbaren Krankheitsverlaufs ist – sind keineswegs aufgrund des Alters von dem Beginn einer Reanimation ausgeschlossen.

Im präklinischen Setting neigen die Mitarbeiter des Rettungsdienstes (einschließlich der Notärzte) dazu, die Indikation zum Abbruch einer Reanimation großzügiger oder früher zu stellen (Swor et al. 2000). Dabei ist zu bedenken, dass auch Ältere erfolgreich reanimiert und vollständig wiederhergestellt werden können, wenn der Kreislaufstillstand sofort erkannt und unmittelbar mit Basismaßnahmen begonnen wird.

In einer früheren eigenen Analyse von Reanimationen im Rettungsdienst bei 167 Kreislaufstillständen zeigte sich das zunächst widersprüchliche Ergebnis, dass die Erfolgsquoten bei Patienten < 30 Jahre mit 9,1 % beim endgültigem Erfolg schlechter waren, als bei Patienten > 60 Jahre mit 13,0 % (Sefrin u. Heinrich 1989). Dies erklärte sich in den 80er-Jahren damit, dass bei den Jüngeren traumatisch bedingte Kreislaufstillstände mit einem Anteil von 50 % vorlagen, die ausschließlich erfolglos waren, und bei Älteren die Erkrankungen von Atmung und Kreislauf mit 51,1 % überwogen. Während bei Älteren bereits einzelne Extrasystolen oder die plötzliche Verlegung der Atemwege bei der geringeren Hypoxietoleranz des Myokards zum Stillstand führten, waren es bei den Jüngeren schwerwiegende, meist nicht kausal reversible Ursachen.

Die Konsequenz ist, dass in Übereinstimmung mit dem ERC (Schwarz u. Mair 2002) das chronologische Alter nicht das alleinige Merkmal für den Beginn oder das Unterlassen einer Reanimation sein kann, sondern dass weitere Kriterien – wie beobachteter Kollaps, Wiederbelebungszeiten und Begleiterkrankungen – mit herangezogen werden müssen. Das Anspruchsdenken der Angehörigen führt andererseits aber auch dazu, dass der Notfall-/Notarzt zu Patienten in finalem Zustand gerufen wird, ohne dass eine Chance einer Reanimation besteht.

3.3.10 „Schein"-Reanimation

Ein Wiederbelebungsversuch, der keine Aussicht auf Erfolg im Sinne von Überleben oder akzeptabler Lebensqualität hat, ist sinnlos und verletzt gegebenenfalls das Recht auf Barmherzigkeit und Würde im Angesicht des Todes.

Eine „verhaltene" Reanimation („slow codes"), bei der mit symbolischen Reanimationsmaßnahmen begonnen wird, um das Gefühl des Nichtstuns gegenüber den Helfern und Angehörigen abzuwenden, ist nicht zu rechtfertigen (Bossart et al. 2015).

Die Entscheidung, den Abbruch der Reanimation vor Ort zu unterlassen, ist letztlich der Versuch zur Vermeidung von Konflikten mit den Angehörigen, denen der definitive Tod nicht mitgeteilt werden soll. Ein solches Vorgehen ist irreführend und lässt die Angehörigen mit der fälschlichen Hoffnung auf ein mögliches Überleben zurück.

3.3.11 Patientenverfügung

Ein Herz-Kreislaufstillstand in der Präklinik ist meist unerwartet und erfordert unmittelbar eine Entscheidung über den Beginn einer Reanimation. In dieser Situation ist keine Zeit, um Hinweise für die Sinnhaftigkeit des Handelns abzuwägen – z.B. durch die Klärung des Patientenwillens durch eine Patientenverfügung.

Bei der **Patientenverfügung** hat der Patient im Zustand der vollen Zurechnungsfähigkeit schriftlich seinen Willen bezüglich des Beginns oder Unterlassens einer Reanimation festgelegt – für den Fall, dass er nicht mehr in der Lage ist, seinen Willen kund zu tun.

Voraussetzungen für die Entscheidung vor Ort auf der Basis einer Patientenverfügung sind (Bossart et al. 2015):

- sie muss unmittelbar vorliegen
- sie muss gültig sein und
- sie muss auf die vorliegende Situation zutreffen.

Eine Suche danach darf die Einleitung der Reanimation nicht verzögern, kann aber nach Einsichtnahme zu einem Abbruch der Reanimation berechtigen, ohne alle erweiterten Reanimationsmaßnahmen ausgeschöpft zu haben.

Bei einer **Vorsorgevollmacht** ist ein Vertreter benannt, der im Namen des Patienten über die medizinische Behandlung entscheiden kann. Beim präklinischen akuten Herz-Kreislaufstillstand wird allerdings kaum davon auszugehen sein, dass der Vertreter im Augenblick der Reanimationsnotwendigkeit verfügbar ist.

Die vitale bedrohliche Situation erfordert ein unmittelbares Eingreifen. Dies führt dazu, dass im Einzelfall mit einer Reanimation begonnen wird, bei der sich erst im Verlauf die Aussichtslosigkeit herausstellt. Es kann in dieser Situation nicht verpflichtend gefordert werden, nach einer Patientenverfügung zu suchen. Es ist deshalb Aufgabe des Notfall-/Notarztes im Sinne des Patienten (und dessen mutmaßlichem Patientenwillen) aufgrund des Geschehens und möglicher Informationen zu entscheiden.

Die Bundesärztekammer empfiehlt

> „Bei Patienten, die sich zwar noch nicht im Sterben befinden, aber nach ärztlicher Erkenntnis aller Voraussicht nach in absehbarer Zeit versterben werden, ist eine Änderung des Behandlungsziels geboten, wenn lebenserhaltende Maßnahmen Leiden nur verlängern würden oder die Änderung des Behandlungsziels dem Willen des Patienten entspricht“ (Bundesärztekammer 2011).

3.3.12 Juristische Aspekte

Nicht vernachlässigt werden darf auch die juristische Sichtweise, dass eine unterlassene Reanimation ohne Berücksichtigung der Leit- und Richtlinien eine straf- bzw. zivilrechtliche Konsequenz nach sich ziehen kann.

Eine fehlerhafte Beurteilung des Zustandes des Patienten (fehlerhafte Todeszeichen) wird eine mögliche Verurteilung wegen eines (groben) Behandlungsfehlers zur Folge haben.

Bestehen Unsicherheiten bezüglich der Kausalität, führt dies in der Regel zur Einstellung des Verfahrens. Allerdings gehen im Zivilprozess entsprechende Unsicherheiten bezüglich der Kausalität zu Lasten der Behandlerseite (z.B. des Notfall-/Notarztes), wenn der festgestellte Fehler schlicht nicht mehr verständlich und damit grob fehlerhaft ist (Schelling 2016).

4 Leitsymptom Schmerz

Im Rahmen der Notfallmedizin geht es primär um den akuten Schmerz, der sich grundlegend vom chronischen Schmerz unterscheidet.

Der **akute Schmerz** ist in der Regel kurz andauernd und üblicherweise somatisch-nozizeptiv z.B. durch Verletzungen, Entzündungen, Ischämie und körperliche Fehlfunktionen ausgelöst. Er ist üblicherweise von einem erhöhten Sympathikotonus, der zu entsprechenden vegetativen Reaktionen (z.B. kardiovaskuläre, respiratorische und gastrointestinale Veränderungen, Schwitzen, Muskeltonuserhöhung) und psychischen Veränderungen führt.

Insgesamt dient der akute Schmerz der bio-physio-sozialen Unversehrtheit und Funktionsfähigkeit.

4.1 Bandscheibenvorfall (Lumbago)

Häufigste Ursache von Lumbalgien sind degenerative Veränderungen der Bandscheiben. Bohrende Schmerzen mit Ausstrahlungen in Arm oder Bein kombiniert mit Bewegungseinschränkungen und eventuell sensiblen Störungen weisen auf einen Bandscheibenvorfall hin.

In der Anamnese finden sich Aktivitäten wie schweres Heben oder schnelles Drehen. Eine sichere klinische Untersuchung zum Nachweis gibt es nicht.

Die Diagnose stützt sich auf die

- typische Symptomatik der Schmerzen im Wurzelbereich
- der Erkennung motorischer und sensibler Ausfälle
- der Feststellung evtueller Blasen- und/oder Stuhlgangsstörungen
- Husten-, Press- und Niesschmerzen.

Typisch ist auch der einseitige Beinschmerz.

Bei der Therapie sind medikamentöse und Lagerungsmaßnahmen angebracht. Die Medikation umfasst

- Antiphlogistika bzw. NSAR (z. B. Ibuprofen, Diclofenac, Celecoxib) in ausreichender Dosierung
- Paracetamol, Metamizol oral oder i. m.
- keine ASS-haltigen Medikamente (wegen evtl. folgender OP) sowie
- Muskelrelaxantien (z. B. Tetrazepam®).

Bei sehr starken Schmerzen können auch Opioide gegeben werden.

Die Lagerung erfolgt nach Wunsch des Patienten – evtl. in Stufenbettlagerung. Zusätzlich kann eine Wärmebehandlung nützlich sein.

Eine stationäre Einweisung ist bei manifesten neurologischen Ausfällen (schwere Paresen, Kaudasyndrom, Störung der Blasen- und Mastdarmmotorik) indiziert.

4.2 Thrombose

Nach längerer Immobilisation treten vor allem **tiefe Beinvenenthrombosen** im Oberschenkel und Beckenbereich auf.

Die lokalen Schmerzen resultieren aus der zunehmenden Schwellung im Thrombosebereich. In der Folge kommt es im Bereich der unteren Extremität zu einer lividen Verfärbung der Haut mit gelegentlich glänzender Oberfläche.

Im Vordergrund der Therapie steht die Antikoagulation mit Heparin 5.000 IE i. v. Für die Schmerztherapie reichen peripher wirkende Analgetika (z. B. Metamizol, Diclofenac). Hochlagerung der Extremität lindert gleichfalls den Schmerz.

4.3 Embolie

Beim arteriellen Verschluss kommt es zu plötzlich starken Schmerzen im Bereich des verschlossenen Gefäßes. Die durchblutungsgestörte Extremität ist kalt und blass und peripher sind keine Pulse mehr tastbar.

Neben der Antikoagulation mit Heparin (5.000 IE i.v.) ist die Gabe zunächst von Metamizol 0,1 g langsam i.v., oder – wenn nicht ausreichend – Morphin 0,05–0,1 mg/kgKG i.v. indiziert. Bei der Lagerung sollte die Extremität gut gepolstert sein.

4.4 Subarachnoidalblutung (SAB)

Durch eine Spontanruptur eines Aneurysmas der basalen Hirngefäße tritt infolge Hirndruckerhöhung und gestörter zerebraler Gefäßautoregulation mit Vasospasmus ein heftiger bis vernichtender Kopfschmerz auf, seitenbetont in den Nacken und Hinterkopf aufsteigend.

In der Folge kann sich eine Nackensteifigkeit entwickeln, verbunden mit Übelkeit und Brechreiz. Es kann sich die Situation bis zur Bewusstseinsstörung und Bewusstlosigkeit steigern.

Die intravenöse Analgesie erfolgt mit Morphin 5–10 mg, evtl. ergänzt durch eine Sedierung mit Midazolam 3–5 mg i.v. zur Krampfprophylaxe. Analgetika mit Thrombozytenaggregationshemmung sind kontraindiziert.

Indiziert ist eine sofortige stationäre Einweisung zur neuro-chirurgischen Abklärung.

4.5 Kolik

Der Kolikschmerz ist durch seinen wehenartigen und wellenförmigen an- und absteigenden Schmerzcharakter mit schmerzfreien Intervallen gekennzeichnet. Koliken beziehen sich vornehmlich auf die Organe Niere und Galle, wobei die Schmerzen nicht nur isoliert durch die Okklusion durch Konkremente, sondern auch durch Verletzungen und Entzündungen entstehen können.

Aus diesem Grunde reicht die isolierte Gabe eines Spasmolytikums (z. B. Buscopan® 20–40 mg i.v.) nicht aus, sondern es wird eine Supplementierung mit einem Analgetikum erforderlich. Hierzu eignet sich zunächst Metamizol (Novalgin® 2,5 mg langsam i.v.) wegen seiner zusätzlichen spasmolytischen Komponente. Begleitend kann bei darmbedingten Koliken noch Metoclopramid (Paspertin® 10 mg i. v.) gegeben werden. Bei Hyperperistaltik und Diarrhö ist z. B. Loperamid (Imodium®) indiziert.

Sofern die Analgesie nicht ausreichen sollte, kann die Gabe eines Opioids wie Tramadol 100 mg oder Morphin 5–10 mg i. v. erwogen werden *(siehe auch Tab. 4.1)*, wobei die Sphinktertonuserhöhung eine untergeordnete Rolle spielt.

Tab. 4.1 Stufenschema zur Analgesie in der Präklinik

	Wirkstoff	**Einzeldosierung (mg)**	**Wirkdauer (h)**
1. Stufe Nicht-Opioid-analgetika	ASS Metamizol Diclofenac Ibuprofen Lelecoxib Paracetamol	500 500/1000 25/50 400/600/800 100/200 500	4–6 4–6 8 6–8 12 4–6
2. Stufe Niederpotente Opioide und Nicht-Opioide	Tramadol + Metamizol Tramadol + ASS Tilidin + Naloxon	50/100 50 + 4, 100 + 4	4 8–12
3. Stufe Hochpotente Opioidanalge-tika	Morphin Hydromorphon Fentanyl (Ketanest S®)	10–30 4–16 0,1–0,2 0,125–0,25	8–12 8–12 20 Min. 15–20 Min.

4.6 Brustschmerz

Der Befund „Brustschmerz" kommt relativ häufig in der Notfallmedizin vor und kann ganz unterschiedliche Gründe haben. Nachfolgend listet das Stufenschema *Tabelle 4.2* „Notfallplan Brustschmerz" die unterschiedlichen Ursachen, deren Differenzialdiagnose sowie die jeweilige Therapie auf.

Tab. 4.2 Notfallplan Brustschmerz

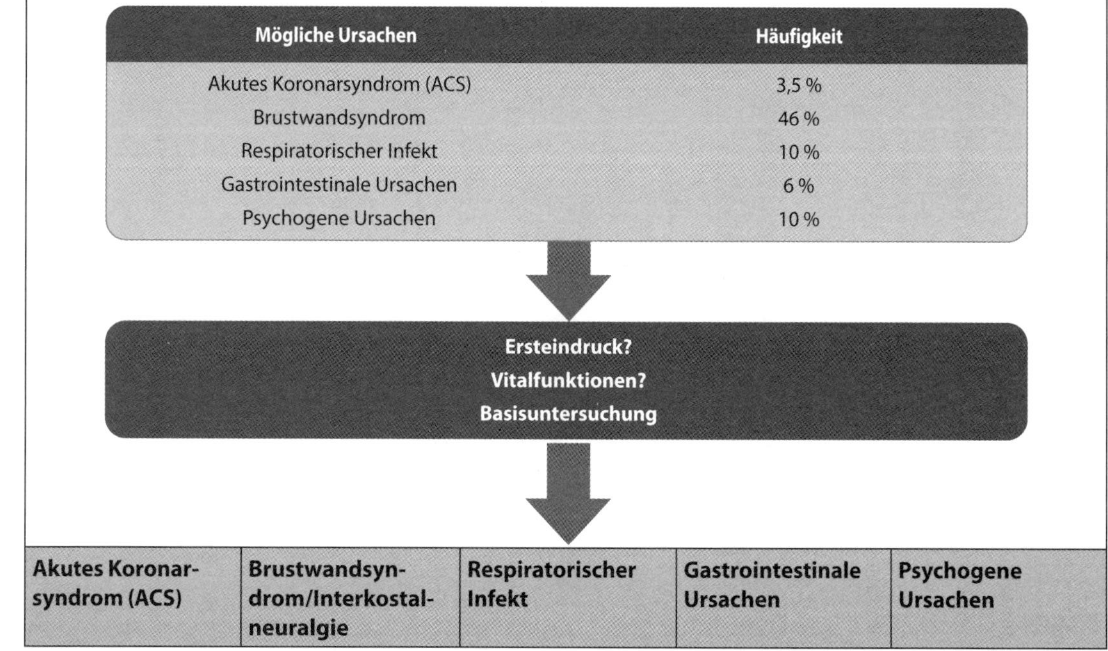

Tab. 4.2 Notfallplan Brustschmerz *(Forts.)*

Differenzialdiagnose Brustschmerz				
Akutes Koronarsyndrom (ACS)	**Brustwandsyndrom/Interkostalneuralgie**	**Respiratorischer Infekt**	**Gastrointestinale Ursachen**	**Psychogene Ursachen**
• akutes Kreislaufversagen, Schock, Synkope, ggf. vorangegangener Kollaps • Kaltschweißigkeit, aschfahle Haut • Ruhedyspnoe • Todesangst • Schmerzen durch Palpation nicht reproduzierbar • belastungsunabhängiger Schmerz • restrosternaler Schmerz	• bewegungsabhängiger Schmerz • stechender Schmerz • lokalisierte Muskelverspannung • Schmerzen durch Palpation reproduzierbar und belastungsabhängig • keine Luftnot	• atemabhängiger Schmerz • Pneumonie ◦ pathologischer Auskultationsbefund der Lunge ◦ Luftnot ◦ trockener Husten ◦ ggf. Durchfall ◦ Temperatur > 38°C • Bronchitis ◦ Auswurf (zäh- oder dünnflüssig)	• Übelkeit und Erbrechen • Schmerz abhängig von Nahrungsaufnahme • Schmerz durch Schlucken auslösbar • Schmerz ist retrosternal und brennend • ggf. Sodbrennen • DD • Pankreatitis • Cholezystitis	• Angst/Panikattacke • unklare körperliche Beschwerden: bspw. Schwindel, Luftnot, Tachykardie • Ängstlichkeit, Nervosität, Anspannung • niedergeschlagene Stimmung • Gedanken kreisen um ein Problem

Tab. 4.2 Notfallplan Brustschmerz *(Forts.)*

Akutes Koronarsyndrom (ACS)	Brustwandsyndrom/Interkostalneuralgie	Respiratorischer Infekt	Gastrointestinale Ursachen	Psychogene Ursachen
• Druck auf den Thorax, Engegefühl *Wegen Wahrscheinlichkeit einer ACS und deren Einschätzung siehe Marburger Herz-Score* (siehe Seite 47)*		○ atemabhängige Brustschmerzen ○ Rasselgeräusche • Tracheitis ○ Heiserkeit ○ retrosternales Brennen • Pleuritis ○ Pleurareiben • Pleuraerguss ○ gedämpfter Klopfschall	• Ulkus • Gastritis • Aortendissektion	
Therapie Brustschmerz				
• lebensrettende Sofortmaßnahmen • Lagerung mit 30° erhöhtem Oberkörper	• keine Notfallsituation • Therapie erfolgt kausal/symptomatisch	• meist keine akute Notfallsituation • Therapie erfolgt kausal/symptomatisch	• meist keine akute Notfallsituation • Therapie erfolgt kausal/symptomatisch	• keine Notfallsituation • Patient beruhigen • ggf. psychiatrisches Konsil

Tab. 4.2 Notfallplan Brustschmerz *(Forts.)*

Akutes Koronarsyndrom (ACS)	Brustwandsyndrom/Interkostalneuralgie	Respiratorischer Infekt	Gastrointestinale Ursachen	Psychogene Ursachen
Therapie Brustschmerz *(Forts.)*				
• i.v.-Zugang • Sauerstoffgabe (2–4 l/min • Nitrolingual 0,4–0,8 mg sublingual • Morphin fraktioniert in Einzeldosen von 2–3 mg i.v. • Aspisol 0,25–0,5 g i.v. • Heparin 10 000 IE • 10 mg Metoclopramid i.v. (bei Übelkeit) • Einweisung in Klinik mit Katheterbereitschaft • DD ACS in Klinik				

*Marburger Herz-Score

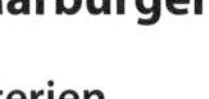

Kriterien

- Alter/Geschlecht:
  Männer > 55 J. und Frauen ≥ 65 J.
- Bekannte vaskuläre Erkrankung (ACS, periphere AVK, Schlaganfall, TIA)
- belastungsunabhängige Beschwerden
- Schmerzen durch Palpation nicht reproduzierbar
- Patient vermutet Herzkrankheit

(jeweils 1 Punkt)

Wahrscheinlichkeit

Punkte	**Wahrscheinlichkeit, dass ACS vorliegt**	
0–1	< 1 %	sehr gering
2	4 %	gering
3	17 %	mittel
4–5	50 %	hoch

5 Schock

5.1 Hypovolämischer Schock (s. Kap. Trauma – Volumenmangelschock)

5.2 Kardiogener Schock

Der kardiogene Schock ist die kritische Verminderung der kardialen Pumpleistung mit konsekutiver inadäquater Sauerstoffversorgung der vitalen Organe. Trotz adäquatem intravasalem Volumen kommt es durch kardiale und extrakardiale Erkrankungen zu einem Pumpversagen. Dem kardiogenen Schock können myogene, mechanische und rhythmogene Ursachen zugrunde liegen.

5.2.1 Myogene Ursachen des kardiogenen Schocks

- Myokardinfarkt
- Kardiomyopathie (ischämisch, dilatativ, restriktiv)
- Myokarditis
- Kardiotoxizität (durch Pharmaka, Drogen)
- ventrikuläre Hypertrophie
- stumpfes Herztrauma

5.2.2 Mechanische Ursachen des kardiogenen Schocks

- akute/chronische Herzklappenerkrankungen (Insuffizienz, Stenose, kombiniertes Vitium)
- mechanische Komplikationen und Myokardinfarkt (Papillarmuskel-Dysfunktion, -Teilruptur, -Abriss, Ventrikelseptum-Ruptur)
- intrakavitäre Flussbehinderung durch Thromben, Myome
- extrakardiale Flussbehinderung bei Lungenartertienembolie
- kardiale bzw. extrakardiale Füllungsbehinderung durch Perikardtamponade, Spannungspneumothorax, Aortendissektion

5.2.3 Rhythmogene Ursachen des kardiogenen Schocks

- Tachykardie (supraventrikulär/ventrikulär)
- Bradykardie (Blockierung sinuatrial/atrioventrikulär)

5.2.4 Dynamik des kardiogenen Schocks

5–10 % der Patienten mit Myokardinfarkt erleiden einen kardiogenen Schock. Trotz optimaler sofortiger Revaskularisierung und Intensivtherapie liegt die 1-Monats-Sterblichkeitsrate bei 60 %.

Das Pumpversagen des Herzens mit Verminderung des Herzzeitvolumens (HZV) und der Absenkung des mittleren arteriellen Drucks führt zu einer Abnahme der myokardialen Kontraktivität mit der Folge des Untergangs vitalen Myokards.

Als Gegenregulation kommt es zur Aktivierung des sympathischen Nervensystem sowie renaler, neuromoraler und lokaler vasoregulatorischer Mechanismen. Ziel der Gegenregulation ist die Wiederherstellung und Aufrechterhaltung eines ausreichenden HZV.

Bei unzureichender Gegenregulation kommt es zur progredienten Abnahme des koronaren Blutflusses mit erhöhter Sauerstoffextraktion, Laktatproduktion und reduzierter Sauerstoffaufnahme. Die Folge des verminderten koronaren Blutflusses ist eine myokardiale Ischämie und eine sinkende Kontraktilität mit dem Bild der Myokardnekrose. Gelingt die Gegenregulation nicht, resultieren schwere Schäden sämtlicher Organsysteme, die über ein Multiorgandysfunktionssyndrom in ein Multiorganversagen münden.

5.2.5 Symptomatik

Als Zeichen des Vorwärtsversagens sind die Hypotonie (RR > 90 mmHg), Perfusionsstörung des Integumentes (blasse, kalte Extremitäten mit verminderter kapillärer Reperfussionszeit, Agrozyanose), Zentralisation und Tachykardie, Agitiertheit und/oder Bewusstseinstrübung erkennbar.

Als Zeichen des Rückwärtsversagens sind das Lungenödem sowie erhöhter zentralvenöser Druck (ZVD) mit gestauten Halsvenen und anderen Stauungszeichen im großen Kreislauf (z. B. gastroinstestinal, Hepatomegalie, Aszitis) zu beobachten.

Tab. 5.1 Symptomatik des kardiogenen Schocks

Vorwärts-versagen	• Hypotonie, ggf. nicht messbar • blasse, kaltschweißige Haut, Agrozyanose • Zentralisation, meist Tachykardie • Angst, Agitiertheit und/oder Bewusstseinseintrübung
Rückwärts-versagen	• Lungenödem, erhöhter ZVD • gestaute Halsvenen • Hepatomegalie • Aszitis

Für die Diagnose des kardiogenen Schocks spielt der Blutdruck keine entscheidende Rolle. Wichtiger ist das klinische Bild *(siehe Tab. 5.1 und Tab. 5.2)*.

Tab. 5.2 Diagnostik des kardiogenen Schocks

Basis-diagnostik	• Anamnese (vorbestehende Erkrankungen: Infarkt, HRS, Medikamente) • Blutdruckmessung • Pulsfrequenz und -qualität • Auskultation (Herz, Lunge)
Apparative Diagnostik	• Pulsoxymetrie • EKG (12-Kanal) • Evtl. Blasenverweil-Katheter zur stündlichen Urinproduktionskontrolle • Laborparameter (Hb, Elektrolyte, Kreatinin, Harnstoff-Laktat, Blutzucker) • Biomechanische Marker des Myokardschadens (Troponine, CKMB)

5.2.6 Therapie allgemein

Die wichtigsten allgemeinen Therapieschritte beim kardiogenen Schock sind:

- soweit möglich Beseitigung der Ursachen
- Stabilisierung der Hämodynamik und damit Wiederherstellung einer adäquaten Gewebeperfusion (Optimierung von Vor- und Nachlast, Inotropie, Schlagvolumen)
- Verbesserung des O_2-Angebotes (Inhalation, Beatmung)
- Analgosedierung (Morphin 3–5 mg langsam i. v., Midazolam 3–5 mg evtl. titrierend wiederholen)

5.2.7 Herzrhythmusstörungen

Bei Vorliegen von Herzrhythmusstörungen mit Bradykardie und Tachykardie sind die primären (not-)ärztlichen Interventionen wie folgt:

Bradykardie – Atropin 0,5 mg i. v., evtl. Schrittmacher

Tachykardie – evtl. Kardioversion

5.2.8 Hämodynamik

Medikamentöse Therapie mit positiv inotropen Substanzen sollten erst eingesetzt werden, wenn trotz allgemeiner Optimierung von Vor- und Nachlast, sowie Herzfrequenz ein MAP < 60 mmHg persistiert.

Nachfolgend eine Übersicht:

- Dobutamin (2,5–15 µg/kgKG/Minute bei gering ausgeprägter Hypotonie (SAP < 80 mmHg)
- Noradrenalin (0,03–0,2 µg/kgKG/Minute) erhöht über den MAP die koronare und zerebrale Perfusion
- Adrenalin (0,03–0,2 µg/kgKG/Minute) – Steigerung der Kontraktilität und Nachlast
- Phosphodiesterase-III-Hemmer wirken positiv inotrop und vasodilatierend

5.2.9 Nachlastsenkung

Die Nachlastsenkung sieht in Therapieschritten so aus:

- Nitroprussidnatrium (0,2–0,5 µg/kgKG/Minute), kann bei Mitral- und Aortenklappeninsuffizienz das Schlagvolumen erhöhen
- Levosimendan (12–24 µg/kgKG/Minute über 10 Minuten, anschließend 0,05– 0,02 µg/kgKG/Minute), keine Zunahme der proarythmogenen Effekte, keine Erhöhung des kardialen Sauerstoffverbrauchs, keine Beeinträchtigung der Relaxation und der Diastole, Zunahme der myokardialen Kontraktilität.

Bei katecholaminrefraktärem kardiogenen Schock sollte Levosimendan bevorzugt vor Phosphodiesterasehemmer gegeben werden.

Primäres Ziel ist die Blutdruckstabilisierung.

5.2.10 Volumen (Vorlasterhöhung)

Bei Volumenmangel mit ZVD < 10 mmHg, PAOP < 15 mmHg erfolgt eine Volumensubstitution mit kristalloiden Lösungen.

Bei einem ZVD < 5 mmHg erfolgt die Volumensubstitution mit kolloidalen Lösungen (6%-iges HAES).

5.2.11 Lagerung

Durch die Lagerung mit leicht erhöhtem Oberkörper wird eine Verminderung des venösen Rückstroms erreicht. Ziel ist die Reduktion der pulmonalen Hypertonie und dadurch des linken Herzens.

5.2.12 Revaskularisation

Eine erfolgreiche Beeinflussung des kardiogenen Schocks bei Myokardinfarkt kann durch die Wiedereröffnung des Gefäßes erreicht werden.

Medikamentös ist die Gabe von 250–500 mg ASS i. v. und Heparin als Bolus 60 IE/kg bis max. 4000–5000 IE indiziert.

Die perkutane transluminale Koronaraniographie in der Folge geht mechanischen und operativen Maßnahmen voraus.

Tab. 5.3 Therapiemöglichkeiten des kardiogenen Schocks

Therapiemöglichkeiten kardiogener Schock nach Einzelsymptom	
Therapie allgemein	• Ursachenbeseitigung • Inhalation, Beatmung • Morphin 3–5 mg langsam i. v., Midazolam 3–5 mg; evtl. titrierend wiederholen
Bradykardie	Atropin 0,5 mg i. v.
Tachykardie	Kardioversion
Hämodynamik	• Dobutamin (2,5–15 µg/kgKG/Min.) bei gering ausgeprägter Hypotonie • Noradrenalin (0,03–0,2 µg/kgKG/Minute) • Adrenalin (0,03–0,2 µg/kgKG/Min.) • Posphordiesterase-III-Hemmer
Nachlastsenkung	• Nitroprussidnatrium (0,2–0,5 µg/kgKG/Min.) bei Mitral- und Aortenklappeninsuffizienz • Levosimendan (12–24 µg/kgKG/Min. über 10 Minuten, anschließend 0,05– 0,02 µg/kgKG/Min.)
Volumen/Vorlasterhöhung • bei Volumenmangel (ZVD < 10 mmHg, PAOP < 15 mmHg) • bei ZVD < 5 mmHg	 • Volumensubstition mit kristalloiden Lösungen • Volumensubstitution mit kolloidalen Lösungen (6%-iges HES)
Revaskularisation	• 250–500 mg ASS i. v. und • Heparin als Bolus 60 IE/kg bis max. 4000–5000 IE

5.2.13 Therapiekonzept des kardiogenen Schocks

Der Patient wird – wenn möglich – mit erhöhtem Oberkörper gelagert, die Beine nach unten hängend *(siehe Abb. 3.12)* und umgehend einer klinischen Therapie zugeführt.

Das Therapiekonzept des kardiogenen Schocks umfasst

- Immobilisation, Anlage eines peripher venösen Zugangs
- bei hypertoner Ausgangslage Glyceroltrinitrat (z. B. Nitrolingual® 0,4–1,2 mg Repetition alle 3 Minuten)
- bei persistierender Hypertonie: Urapidil i. v. 5–50 mg, Zielgröße systolischer Blutdruck um 160 mmHg
- bei hypotoner Ausgangslage: Dobutamin i. v. 2–12 µg/kgKG/Min., Zielgröße systolischer Blutdruck um 100 mmHg
- Morphin i. v. (1:10 verdünnt) 2–3 mg, fraktionierte Gabe von Furosemid i. v. 20–40 mg
- bei Tachyarrhythmia absoluta: Digoxin i. v. 0,4–0,6 mg
- ggf. Verapamil bis 10 mg i. v.
- bei anderen Rhythmusstörungen antiarryrthmische Therapie
- bei persistierender respiratorischer Insuffizienz Intubation und (PEEP-)Beatmung
- ggf. nicht-invasive Beatmungsformen

Tab. 5.4 Erstmaßnahmen beim kardiogenen Schock

Kardiogener Schock – Erstmaßnahmen	
Allgemeinmaßnahmen	• Immobilisation • Anlage eines peripher venösen Zugangs • Morphin i. v. (1:10 verdünnt) 2–3 mg • Furosemid i. v. 20–40 mg • ggf. Verapamil bis 10 mg i. v. • ggf. nicht-invasive Beatmungsformen
bei Hypertonie	• Glyceroltrinitrat (z. B. Nitrolingual® 0,4–1,2 mg Repetition alle 3 Minuten)

Tab. 5.4 Erstmaßnahmen beim kardiogenen Schock *(Forts.)*

Kardiogener Schock – Erstmaßnahmen	
bei persistierender Hypertonie	• Urapidil i. v. 5–50 mg
bei Hypotonie	• Dobutamin i. v. 2–12 µg/kgKG/Min.
bei Tachyarrhythmia absoluta	• Digoxin i. v. 0,4–0,6 mg
bei persistierender respiratorischer Insuffizienz	• Intubation und (PEEP-)Beatmung

Eine Sonderform des kardialen Versagens im Rahmen einer akuten Links- oder Globalherzinsuffizienz ist das **Lungenödem**.

5.3 Lungenödem

Es handelt sich hierbei um eine vermehrte extravaskuläre Flüssigkeitsansammlung in der Lunge. Ein interstitielles Lungenödem mit vermehrter Flüssigkeitsansammlung im Interstitium kann von einem alveolären Lungenödem (mit Ödemflüssigkeit in den Alveolen) unterschieden werden.

In der Regel geht das interstitielle Ödem dem aleovären voraus, sie treten aber auch in Kombination auf.

Neben dem kardial bedingten Lungenödem können toxische Einflüsse wie Ertrinken, Aufenthalt in großen Höhen oder stark erhöhter Hirndruck zu einem Lungenödem führen. Auch Urämie sowie Sepsis, Schock und akute Pankreatitis können zu einem Lungenödem führen. Ein vorgeschädigter linker Ventrikel kann den massiven Anstieg der Nachlast möglicherweise nicht mehr kompensieren, so dass es zum Abfall des Herz-Minuten-Volumens und einem Lungenödem kommt.

Gemeinsame Symptome aller Formen des Lungenödems sind Atemnot, Tachypnoe und Zyanose. Initial steht möglicherweise eine Spastik im Vordergrund (Asthma cardiale). Bei schwerem aleovärem Lungenödem sind Rasselgeräusche, Distanzrasseln und ggf. rötlich schaumiger Auswurf zu beobachten).

5.3.1 Leitsymptome des Lungenödems

- schwere Dyspnoe, Orthopnoe
- „Spastik"
- feuchte Rasselgeräusche, Distanzrasseln
- Zyanose
- erniedrigte Sauerstoffsättigung

In der Präklinik ist eine Differenzierung zwischen kardialem und nicht-kardialem Lungenödem schwierig, aber für die nachfolgende Therapie von entscheidender Bedeutung.

Durch Anamnese und Inspektion des Patienten sowie seiner Umgebung sind erste Hinweise zu erhalten. Weitere diagnostische Maßnahmen sind Auskultation von Herz und Lunge, Puls- und Blutdruckmessung, EKG-Monitoring mit 12-Kanal-Ableitung, Pulsoxymetrie und Blutzuckermessung.

Die Therapie des kardial bedingten Lungenödems besteht in der sofortigen Senkung von Vor- und ggf. Nachlast, der Verbesserung der Oxygenierung und die Kreislaufstabilisierung *(siehe Tab. 5.5)*.

Tab. 5.5 Symptome, Diagnostik und Therapie des Lungenödems

Symptome	Diagnostik	Therapie
• schwere Dyspnoe, Orthopnoe • „Spastik" • feuchte Rasselgeräusche, Distanzrasseln • Zyanose • erniedrigte Sauerstoffsättigung	• Anamnese • Auskultation (Herz, Lunge) • Puls- und Blutdruckmessung • EKG (12-Kanal-Ableitung) • Pulsoxymetrie • Blutzuckermessung	• sofortige Senkung von Vor- und ggf. Nachlast • Verbesserung der Oxygenierung • Kreislaufstabilisierung

5.4 Anaphylaktischer Schock

Unter Anaphylaxie ist eine akute systemische Reaktion mit Symptomen einer allergischen Sofortreaktion zu verstehen, die den ganzen Organismus erfasst und je nach Schweregrad mit unterschiedlichen Symptomen einhergeht. Der anaphylaktische Schock ist eine akute Verteilungsstörung des Blutvolumens im Sinne des distributiven Schocks.

Die häufigsten Auslöser anaphylaktischer Reaktionen sind

- Arzneimittel
- Insektengifte
- Nahrungsmittel
- Aeroallergene
- Zusatzstoffe
- Naturlatex,

aber auch physikalische Faktoren wie

- Kälte
- Anstrengung
- UV-Strahlung.

Der Kontakt zum Auslöser entsteht am häufigsten oral oder parenteral-hämotogen, aber auch inhalativ. Selten kann auch eine Applikation über die Haut erfolgen (epikutan).

Anaphylaktische Reaktionen werden durch überschießende Freisetzung verschiedener Mediatoren (z. B. Histamine, Prostaglandine, Leukotriene, Tryptase, Zytokine, Chemokine, plättchenaktivierender Faktor [PAF] u. a.) aus Mastzellen und basophilen Granulozyten verursacht.

Ursächlich liegt der Anaphylaxie meist eine immunologische Reaktion – am häufigsten als Immunglobolin E – vermittelter Allergie zugrunde. Aber auch spezielle IgG- und IgM-Antikörper können über die Bildung zirkulierender Immunkomplexe eine komplementabhängige ähnliche Symptomatik auslösen.

Daneben gibt es eine Vielzahl von anaphylaktischen Reaktionen, bei denen keine immunologische Sensibilisierung fassbar ist. Die Mechanismen umfassen hier eine G-Protein-vermittelte, direkte Freisetzung von vasoaktiven Mediatorsubstanzen, eine direkte Aktivierung des Komplementsystems, Interaktionen mit dem Kallikrein-Kinin-System mit dem Arachidonsäurestoffwechsel sowie psychoneurogene Reflexmechanismen.

Der kumulative Effekt der freigesetzten Mediatoren besteht im Wesentlichen in einer **erhöhten Gefäßpermeabilität**, **ausgeprägter Vasodilatation**, sowie **Bronchospasmus**.

5.4.1 Symptome

Unter Berücksichtigung der Organmanifestation werden unterschiedliche Stadien unterschieden.

- **Stadium 0:** lokale, auf den Kontaktort beschränkte kutane Reaktion (ohne wesentliche klinische Bedeutung)
- **Stadium I:** Allgemeinreaktion – Unruhe, Kopfschmerzen, Haut- und Schleimhautreaktionen, Beginn mit Jucken und Brennen
- **Stadium II:** ausgeprägte pulmonale und/oder vaskuläre Reaktion, ggf. auch Stuhl- und Harndrang, ggf. Quincke-Ödem
- **Stadium III:** lebensbedrohliche Reaktionen mit Schock, schwere Dyspnoe und/oder Bewusstseinstrübung (ausgeprägte Bradykardien möglich)
- **Stadium IV:** Herz-Kreislauf-Stillstand

Tab. 5.6 Symptome des anaphylaktischen Schocks

Anaphylaktischer Schock – Symptome	
Stadium 0	• kutane (Kontakt-)Reaktion
Stadium I	• Unruhe • Schwindel • Kopfschmerz • Tremor

Tab. 5.6 Symptome des anaphylaktischen Schocks *(Forts.)*

Anaphylaktischer Schock – Symptome	
Stadium I	• Haut- und Schleimhautreaktionen (z. B. Urtikaria, Erythem, Flush, Ödem) • periorales, perianales, palmoplantares Jucken und Brennen
Stadium II	• wie Stadium I und zusätzlich: • Übelkeit, Erbrechen • Tachykardie • Atemnot • Hypotonie • ggf. Stuhl- und Harndrang • ggf. Quincke-Ödem
Stadium III	• wie Stadium I und II und zusätzlich: • Schock • schwere Dyspnoe, Bronchospasmus • ggf. Bewusstseinstrübung • ausgeprägte Bradykardie möglich
Stadium IV	• Herz-Kreislauf-Stillstand

5.4.2 Therapie

5.4.2.1 Allgemeine Maßnahmen

Die erste Maßnahme ist die sofortige Beendigung der Zufuhr des mutmaßlichen Auslösers.

Aufgrund der kardiovaskulären pulmonalen Reaktion ist die Applikation von Sauerstoff als Erstmaßnahme erforderlich, jedoch ist meist wegen der respiratorischen Insuffizienz eine Inhalation nicht ausreichend. Zu den Basismaßnahmen im allergischen Schock gehört die Lagerung Kopf-Tief-Lage (nach Trendelenburg, *siehe Abb. 5.1*) und das Anlegen eines venösen Zugangs.

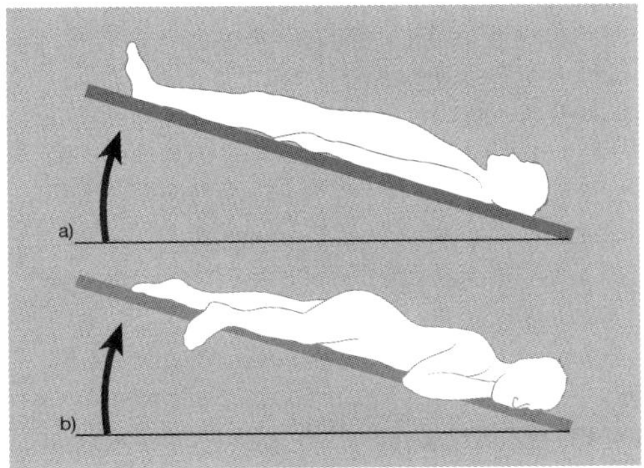

Abb. 5.1 Lagerung beim anaphylaktischen Schock
a) Patient bei Bewusstsein
b) Patient bewusstlos

5.4.2.2 Erweiterte Maßnahmen

Als Erstmaßnahme ist eine Volumensubstitution mit kristalloider Lösung angezeigt. Es gibt keine Hinweise, ob physiologische Kochsalzlösung oder Vollelektrolytlösung vorteilhafter sind. Möglicherweise ist ihr Effekt bei schweren Schockzuständen wegen der kurzen intravasalen Verweilzeit nicht ausreichend. Wenn erforderlich, bietet sich trotz einer Gefahr anaphylaktischer Spätreaktionen HES 6 % 250/05 an.

Die medikamentöse Therapie orientiert sich an den Stadien der allergischen Reaktion:

Stadium I – Antihistaminika i. v. (H1-Antagonisten, H2-Antagonisten [z. B. Tagamet® 1–2 Ampullen, Fenistil® 1–2 Ampullen, Tavegil® 1–2 Ampullen, evtl. Zantic®/Ranitic® 1–2 Ampullen])

Stadium II – wie I, wobei die alleinige Gabe von H1-Antihistaminika bei fortgeschrittener Symptomatik nicht ausreicht. Antihistaminika haben im Vergleich zu Adrenalin einen langsameren Wirkungseintritt und finden deshalb ihre Hauptindikation im Anfangsstadium einer anaphylaktischen Reaktion.

Therapieschritte:

- bei pulmonaler Reaktion obligatorisch Sauerstoff per inhalationem, Betamimetika wie Fenoterol (z. B. Berotec® 1 Hub per inhalationen), sowie evtl. Reprotereol (Bronchospasmin® 0,09 mg)
- Kortikosteroide (z. B. Solu-Decortin®H 250–500 mg i. v.), evtl. bei Luftnot mehrere Hübe Dosierareosol (z. B. Pulmicort®)
- bei Bronchospasmus auch inhalativ Adrenalin (z. B. Infektokrupp® Inhal)
- bei Nichtverfügbarkeit sind auch Beta 2-Mimetika möglich (z. B. Terbutalin [Bricanyl®], Fenoterol [z. B. Patusisten®], Salbutanol [z. B. Sultanol®]) als Dosierareosol bis Maximaltherapie (Cave: Tachykardie, Tremor).
- bei zunehmender Kreislaufsymptomatik trotz Volumengabe und H1- und H2-Antagonisten Adrenalin fraktioniert in kleinen Dosen (0,1 mg/Min.) langsam i. v. (1 Ampulle Suprarenin® mit 9 ml NaCl expandieren).

Kortikoide gehören obligat zur Therapie der Anaphylaxie. Allerdings spielen sie aufgrund des langsameren Wirkungseintrittes in der Schockphase nur eine untergeordnete Rolle und wirken vordergründig protrahierten oder biphasischen anaphylaktischen Reaktionen entgegen. Sie sind insbesondere bei schwerem Asthma und bei verzögert progredient verlaufender Symptomatik indiziert. Mit Eintritt spezifischer Wirkungen ist nach 30 Minuten, aber auch bis zu 4–6 Stunden zu rechnen.

Stadium III – wie Stadium II, zusätzlich Adrenalin als Mittel der Wahl in einer Dosierung von 0,1 mg (1 Ampulle auf 10 ml physiologischer Kochsalzlösung expandiert titrierend verabreicht).

Weitere Therapieschritte:

- bei fehlender Kreislaufstabilisierung durch Adrenalin kann nach spätestens 10 Minuten der Einsatz von Noradrenalin (z. B. Arterenol® 0,5 ml der auf 1:10 verdünnten Lösung) fraktioniert in Minutenabständen i. v. gegeben werden
- aufgrund potentieller lebensbedrohlicher Herzrhythmusstörung unter der Gabe von Adrenalin wird im englischsprachigen Raum

primär eine intramuskuläre Adrenalin-Gabe von initial 0,3–0,5 mg empfohlen.

Stadium IV – Im Stadium IV erfolgt die Reanimation nach den allgemeinen Richtlinien.

Tab. 5.7 Therapie beim anaphylaktischen Schock

Anaphylaktischer Schock – Erstmaßnahmen	
Allgemeine Maßnahmen	• sofortige Beendigung der Zufuhr des mutmaßlichen Auslösers • O_2-Applikation • Lagerung Kopf-Tief-Lage • venöser Zugang • Volumensubstitution mit kristalloider Lösung (physiologische Kochsalzlösung oder Vollelektrolytlösung) • ggf. HES 6 % 250/05
Stadium I	• Antihistaminika i. v.: • Tagamet® 1–2 Ampullen oder Fenistil® 1–2 Ampullen oder Tavegil® 1–2 Ampullen • evtl. Zantic®/Ranitic® 1–2 Ampullen
Stadium II	• Antihistaminika i. v. (siehe Stadium I) • Sauerstoff (Inhalation) • Betamimetika: Fenoterol (z. B. Berotec® 1 Hub per inhalationem), evtl. Reprotereol (Bronchospasmin® 0,09 mg) • Kortikosteroide (z. B. Solu-Decortin®H 250–500 mg i. v.), evtl. bei Luftnot mehrere Hübe Dosierareosol (z. B. Pulmicort®) • bei Bronchospasmus inhalativ Adrenalin (z. B. Infektokrupp® Inhal) • evtl. β_2-Mimetika (z. B. Terbutalin [Bricanyl®], Fenoterol [z. B. Patusisten®], Salbutanol [z. B. Sultanol®] • Adrenalin fraktioniert (0,1 mg/Min.) langsam i. v. (1 Ampulle Suprarenin mit 9 ml NaCl expandieren)

Tab. 5.7 Therapie beim anaphylaktischen Schock *(Forts.)*

Anaphylaktischer Schock – Erstmaßnahmen	
Stadium III	• wie Stadium II • zusätzlich Adrenalin 0,1 mg (1 Ampulle auf 10 ml physiologischer Kochsalzlösung expandiert titrierend verabreicht) • bei fehlender Kreislaufstabilisierung: Noradrenalin (z. B. Arterenol® 0,5 ml auf 1:10 verdünnter Lösung) fraktioniert in Minutenabständen i. v. • ggf. intramuskuläre Adrenalin-Gabe von initial 0,3–0,5 mg
Stadium IV	Reanimation

5.5 Septischer Schock

Der septische Schock ist eine septisch-induzierte Verteilungsstörung des zirkulierenden Blutvolumens im Sinne des distributiven Schocks, wobei eine Sepsis eine komplexe systemische inflammatorische Wirkreaktion auf eine Infektion ist.

Die Ursache ist eine Invasion pathogener Mikroorganismen oder deren toxischer Produkte mit der Folge einer Sepsis, die durch eine fulminante Immunantwort mit Gewebeschaden als Reaktion auf eine Infektion gekennzeichnet ist.

Im Verlauf einer Sepsis führt die Stimulation von Immunsystem und Endokrinium zur Freisetzung zahlreicher humoraler und zellulärer Mediatoren, die sowohl die Makro- wie Mikrozirkulation beeinflussen. Die Sepsis führt zu einer eingeschränkten myokardialen Pumpleistung und einem Verlust des peripheren Vasotonus.

5.5.1 Symptomatik

Die Hauptsymptome der Sepsis sind

- Fieber und Schüttelfrost
- Hyperthermie (rektal > 38,3 °C) oder Hypothermie (rektal < 35 °C)
- Tachykardie (> 90/Min.) und Hypotension
- Tachypnoe (> 20/Min.) und/oder Hypokapnie ($PaCO_2$ < 32 mmHg)
- evtl. vorliegender Sepsisherd.

Eine erweiterte Diagnostik mit Blutgasanalyse, bildgebendem Verfahren, biochemischen Sepsisparametern, HZV-Bestimmung und assoziierten Messwerten sowie weiteren Parametern ist nur im klinischen Bereich durchführbar.

5.5.2 Therapie

Die kausale Therapie der Sepsis stellt die Herdsanierung dar, da sonst die auslösenden Pathomechanismen reaktiviert werden. Erstmaßnahmen sind:

5.5.2.1 Volumentherapie

Ziel der Therapie ist die Wiederherstellung der Gewebeperfusion und Oxygenation. Hierbei spielen

- der Ausgleich des durch die periphere Vasodilation und die erhöhte Permeabilität in der Endstrombahn bedingten Volumenmangels sowie
- die Volumenverschiebung in den dritten Raum

eine wesentliche Rolle.

Eine Volumenzufuhr sollte so lange erfolgen, wie sich das HZV steigern lässt. Dazu können Volumina von 10–20 l/24 Std. erforderlich sein.

Primär kommen hierfür kristalloide Lösungen infrage – mit dem Nachteil des kurzfristigen Volumeneffektes. Bei vital bedrohlicher Hypotonie ist die Gabe von kolloidalen Ersatzmitteln indiziert.

5.5.2.2 Vasopressorisch und positiv inotrope Therapie

Persistiert trotz adäquater Volumentherapie ein MAP < 65 mmHg, sind Vasopressoren indiziert. Hierzu kommt zunächst nur Noradrenalin in einer Dosis von 0,1–0,2 µg/kgKG/Min. unter Kreislauf-Monitoring infrage.

Zur Verbesserung der kardialen Pumpleistung eignet sich Dobutamin in einer Dosis 2,5–15 µg/kgKG/Minute.

Adrenalin ist als Ultima ratio bei anderweitig nicht zu steigernder Inotropie indiziert, mit dem Nachteil der verminderten Splanchnikusperfusion.

Übersicht der Adrenalindosierungen:

- in niedriger Dosis (0,03–0,1 µg/kgKG/Min.) steigt die kardiale Kontraktilität und HZV
- bei mittlerer Dosis (0,1–0,2 µg/kgKG/Min.) werden Nachlast und Kontraktilität gesteigert und
- bei einer Dosis über 0,2 µg/kgKG/Minute dominiert die alpha-vermittelte Vasokonstriktion.

5.5.2.3 Glukokortikoide

Die Gabe von 200–300 mg/Tag Hydrokortison kann als Ultima ratio erwogen werden (bei Therapie des refraktären Schocks, der trotz Volumen- und Vasopressortherapie in hoher Dosis nicht zu stabilisieren ist).

5.5.2.4 Oxygenierung

Eine frühzeitige Intubation und kontrollierte Beatmung kann den erhöhten Sauerstoffbedarf decken.

Die oxymetrische Sauerstoffsättigung sollte über 90 % gehalten werden. Eine Analgosedierung und kontrollierte Beatmung vermindert den Sauerstoffbedarf um bis zu 25 %.

Weitere Maßnahmen, wie selektive Blockade inflammatorischer Mediatoren, chirurgische Herdsanierung und Antibiotikagabe sind im Rahmen der erforderlichen Erst-/Akuttherapie nachfolgende Therapiekonzepte.

Tab. 5.8 Erstmaßnahmen beim septischen Schock

Septischer Schock – Erstmaßnahmen	
Volumentherapie	• kristalloide Lösungen bis zu 10–20 l/24 Std • bei persistierender Hypotonie: kolloidale Ersatzmittel
Vasopression	• Noradrenalin 0,1–0,2 µg/kgKG/Min. unter Monitoring • Verbesserung der kardialen Pumpleistung: Dobutamin 2,5–15 µg/kgKG/Min. • Adrenalin 0,03–0,1 µg/kgKG/Min.: kardiale Kontraktilität und HZV steigen • Adrenalin 0,1–0,2 µg/kgKG/Min.: Nachlast und Kontraktilität steigen • Adrenalin über 0,2 µg/kgKG/Min.: Vasokonstriktion
Glukokortikoide	• 200–300 mg/Tag Hydrokortison, falls trotz Volumen- und Vasopressortherapie in hoher Dosis keine Stabilisation
Oxygenation	• frühzeitige Intubation • kontrollierte Beatmung • Analgosedierung

6 Traumatologische Notfälle

Durch eine mechanische, aber auch thermische oder chemische Einwirkung kann es zu einer mehr oder weniger intensiven Schädigung mit Gewebezerstörung und entsprechendem Funktionsausfall kommen.

Verletzungen mit Beeinträchtigung des Bewegungsapparates stellen meist keine unmittelbare vitale Bedrohung dar. Es kann sich dabei um eine Einzelverletzung oder um eine Kombination mehrerer Schädigungen (Polytrauma) handeln.

6.1 Polytrauma

Ein Polytrauma entsteht durch gleichzeitige Verletzungen verschiedener Körperregionen und/oder Organe, wobei die einzelne Verletzung oder die Summe mehrerer Verletzungen lebensbedrohlich ist bzw. sind.

Tab. 6.1 Verletzungshäufigkeiten beim Polytrauma nach Körperregionen

Körperregion	Verletzungshäufigkeit
Kopf	60 %
Hals	5 %
Thorax	25 %
Abdomen	12 %
Arm	44 %
Bein	44 %

Das Vorgehen beim Polytrauma wird in 3 Phasen eingeteilt:

- Reanimationsphase
- Notoperationsphase und
- Stabilisierungsphase.

In der Erst- und „Reanimationsphase" steht im Vordergrund, die Vitalfunktionen zu sichern und akut lebensbedrohliche Verletzungen zu erkennen und diese zu versorgen (Blutstillung). Weitere therapeutische Maßnahmen sind nachfolgend aufgeführt *(siehe Tab. 6.2)*.

Tab. 6.2 Therapeutische Maßnahmen beim polytraumatisierten Patienten

Polytrauma – Erstmaßnahmen		
Lagerung		• Schocklagerung mit Vakuummatratze • ggf. HWS-Immobilisierung (Stiff-Neck)
Atmung	Atemwegsverlegung	• Freimachen, Esmarch
	Atemstillstand	• Intubation, Beatmung
	instabiler Thorax	• Intubation, Beatmung
Kreislauf	Kreislaufstillstand	• Reanimation
	Hypovolämischer Schock	• mind. 2 großvolumige Zugänge • Volumengabe (Ringer-Acetat 1000 ml, ggf. HES 6 %)
Verletzungen	arteriell blutende Verletzungen	• ggf. Druckverband
	Frakturen	• Schienen, Vakuummatratze
	Herzbeutel-tamponade	• Perikardpunktion
	Pneumothorax	• Bülau-Drainage
	Hämatothorax	• Bülau-Drainage
Schmerz-therapie		• Analgesie, ggf. Narkose (Ketamin 0,1–0,25 mg/kg KG i. v., Fentanyl 0,1 mg i. v.)

6.2 Blutungen

Eine der Hauptgefahren eines Traumas ist die akute Blutung, die als äußerlich sichtbare Blutung oder als Blutung in präformierten Körperhöhlen – und damit nicht sichtbar – auftreten kann.

Die notfallmedizinische Konsequenz und Ziel der Akutversorgung ist

- der Versuch der Blutstillung
- Schocklagerung
- rasche Volumenzufuhr und
- ggf. Sauerstoffgabe.

Die nachfolgende Tabelle gibt eine Übersicht über mögliche bzw. zu schätzende Blutverluste bei geschlossenen Verletzungen *(siehe Tab. 6.3)*.

Tab. 6.3 Blutverluste bei geschlossenen Verletzungen

Verletzung	geschätzter Blutverlust
Oberarm-/Humerusfraktur	bis 1000 ml
Unterarmfraktur	bis 400 ml
Hämatothorax	500 bis 6000 ml
Milzruptur	1500 bis 3000 ml
Leberruptur	1500 bis 3000 ml
Beckenfraktur	500 ml pro Fraktur, gesamt bis 5000 ml
Oberschenkelfraktur	bis 2500 ml
Unterschenkelfraktur	bis 1000 ml

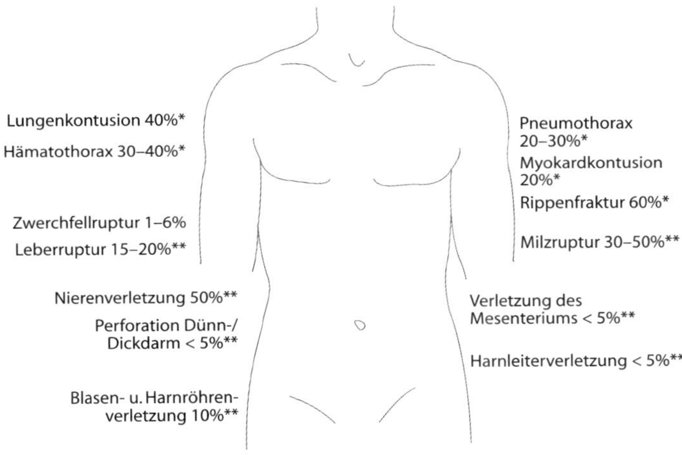

Abb. 6.1 Verletzungshäufigkeiten (* Inzidenz beim Thoraxtrauma, ** Inzidenz beim Abdominaltrauma)

Äußerlich erkennbare Blutungen im Bereich des Körperstamms oder auch der Extremitäten werden in erster Linie durch lokalen Druck und nachfolgend einen Druckverband mit steriler Auflage versorgt.

Bei pulsierenden arteriellen Blutungen kann in Einzelfällen auch eine Blutsperre im Bereich der Extremitäten erfolgen. Zur Blutsperre soll ein Tourniquet oder eine entsprechend breite Blutdruckmanschette gewählt werden. Die größte Gefahr bei einer falsch angelegten Blutsperre einer Extremität besteht darin, dass es zu einer venösen Stauung kommt (Seekamp u. Mahlke 2013).

Innere Blutungen lassen sich nur aufgrund des Unfallmechanismus und der Kreislaufinstabilität, für die es sonst keine Erklärung gibt, vermuten.

Tab. 6.4 Maßnahmen zur Blutstillung

Verletzung …	Maßnahme	Gefahr
… oberflächlich an Körperstamm oder Extremität	lokaler Druck um die Wunde, Druckverband mit steriler Auflage	
… arteriell, pulsierend an Extremitäten	Anlage eines Tourniquet oder in Einzelfällen Blutsperre mit Blutdruckmanschette	venöse Stauung
Körperhöhle		nur Vermutung durch Betrachten des Unfallhergangs

6.3 Volumenmangelschock

Als weitergehende Komplikation des Traumas und einer massiven Blutung ist das Auftreten eines Volumenmangelschocks zu nennen. Es resultiert eine unzureichende Durchblutung vitaler Organe und Organsysteme mit der Folge eines Missverhältnisses von Sauerstoffangebot und -bedarf (Turner et al. 2000).

Kommt zu dem Blutverlust noch ein ausgedehnter Gewebeschaden hinzu, so handelt es sich um einen **traumatisch-hämorrhagischen Schock**.

Die Störung der Mikrozirkulation wird für das Auftreten von Sekundärschäden verantwortlich gemacht (S3-Leitlinie 2011). Erkennbar ist diese Situation an dem äußeren Aspekt des Patienten mit Hautblässe und Kaltschweißigkeit, eventuell Zyanose infolge Sauerstoffausschöpfung – dabei sind Hypotonie und Tachykardie die entsprechenden Kreislaufparameter. Der Puls ist flach und fadenförmig. Seitens der Atmung kann es zu Tachypnoe bzw. Hyperventilation kommen.

Als Ausdruck einer zerebralen Minderperfusion kommt es zu einer Agitiertheit und nachfolgend zu zunehmender Bewusstseinstrübung *(siehe Tab. 6.5)*.

Tab. 6.5 Übersicht traumatisch-hämorrhagischer Schock

Ereignis	Kreislaufparameter	Atmung	zerebrale Zeichen
Trauma mit Blutverlust und ausgedehntem Gewebeschaden	• Hautblässe • Kaltschweißigkeit • ggf. Zyanose • Hypotonie, Tachykardie, Puls flach, fadenförmig	• Tachypnoe, bzw. Hyperventilation	• Agitiertheit • Bewusstseinseintrübung

In jedem Falle handelt es sich um eine vitale Funktionsstörung, die einer unmittelbaren Intervention bedarf.

Die Therapie der Wahl ist das Anlegen einer Infusion zur Verbesserung der Mikrozirkulation und somit der Organperfusion *(siehe Tab. 6.6)*.

Zunächst sollte eine kristalline Lösung – wie z. B. Ringer-Acetat oder Ringer-Malat – appliziert werden. Was die Invasivität des Volumenersatzes betrifft, so ist diese abhängig von der Möglichkeit des Blutungsstopps und dem Zeitraum bis zur definitiven kausalen (klinischen) Therapie.

Bei geringem Blutverlust (< 25 ml/Min.) und kurzer Transportzeit reicht die Gabe von 500 ml, ohne dass es dadurch zu einer Veränderung des Blutdrucks kommen muss.

Bei stärkeren Blutungen (> 50 – 100 ml/Min.) reicht die Gabe einer kristallinen Lösung nicht mehr aus. Hier besteht die Notwendigkeit der Infusion einer kolloidalen Lösung.

Tab. 6.6 Volumengabe

Menge des Blutverlustes	Gesamtgabe
geringer Blutverlust (< 25 ml/Min.)	500 ml Ringer-Acetat oder Ringer-Malat
starker Blutverlust (> 50–100 ml/Min.)	500 ml Ringer-Acetat oder Ringer-Malat **plus** 500 ml kolloidale Lösung (= HES 6 %)

6.3.1 Kristalline Lösungen

Wegen des Fehlens des Aufbaus eines kolloidosmotischen Drucks wird die Flüssigkeit nur kurz im Intravasalraum gehalten und fließt schnell ins Interstitium ab. Wegen der Dilutionsazidose und der im Schock eingeschränkten Leberfunktion (Laktatabbau) sind Ringer-Malat- oder Azetat-Lösungen zu empfehlen. Ringer-Laktat sowie azidosebedingtes Laktat führt zu einem iatrogenen Anstieg des Plasmalaktatspiegels und kann so die Diagnostik stören (Raum et al. 2002).

6.3.2 Kolloidale Lösungen

Als derzeit gängigste kolloidale Lösung ist Hydroxethylstärke (HES oder HAES) im Einsatz: 6 % HES 130/0,4 mit einer maximalen Volumenwirkung von 125 %, einer Volumenwirkdauer von 4 Stunden und einer Halbwertszeit der Volumenwirkung von 7 Stunden.

Eine Sonderform nimmt die hyperosmolare-hyperonkotische Lösung ein mit einer 7,4 %-igen NaCl- und einer 6 %-igen HES 200/0,5-Lösung. Sie garantiert einen kurzfristigen hohen Volumeneffekt durch Mobilisation von Flüssigkeit aus dem Interstitium, den Erythrozyten und dem Gefäßendothel und führt daher zu einer konsekutiven Verbesserung der Rheologie und somit der Mikrozirkulation (Kreimeier et al. 1997).

Unabhängig von der Diskussion über eine schädliche Wirkung von HES bei Sepsis und Nierenfunktionsstörungen ist diese kolloidale

Lösung – wenn die Kreislaufstabilisierung mit kristallinen Lösungen nicht gelingt – bei einem Volumenmangel aufgrund eines akuten Blutverlustes nach Bewertung durch das Pharmacovigilance Risk Assessment Committee (PRAC) nach anfänglichen Forderungen des Bundesinstituts für Arzneimittel und Medizinprodukte (BfAuM) zum Ruhenlassen der Zulassung nach wie vor indiziert. Gründe für eine Beschränkung der Anwendung beruhen auf einer erhöhten Mortalität bei Sepsis-Patienten und einem erhöhten Risiko für Nierenschäden bei intensivpflichtigen Patienten.

Normotensive Traumapatienten bedürfen keiner Volumentherapie, sollten aber einen Zugang erhalten.

6.4 Kopfverletzungen, Schädel-Hirn-Trauma (SHT)

Leitsymptom des Schädel-Hirn-Traumas (SHT) ist die Bewusstlosigkeit, wobei unter Bewusstlosigkeit ein Zustand definiert ist, bei dem der Patient nicht auf Ansprache, Aufforderung oder Schmerzreize reagiert und die Augen geschlossen sind.

Patienten in diesem Zustand sind reflexlos, weshalb es durch den Verlust der Schutzreflexe zu einer Verlegung der Atemwege kommen kann.

Tab. 6.7 Symptome beim SHT

Schädel-Hirn-Trauma – Symptome	
Bewusstseinsstörung, Bewusstlosigkeit, Koma	• Patient reagiert nicht auf Ansprache, Aufforderung oder Schmerzreize, Reflexlosigkeit
Pupillenveränderungen	• Weite (eng – mittelweit – weit) • Seitendifferenz • Lichtreaktion (prompt – träge – fehlt) • Form (rund – entrundet)
Bewegungszeichen	• Hemiparese, Strecksynergismen

Tab. 6.7 Symptome beim SHT *(Forts.)*

Schädel-Hirn-Trauma – Symptome	
Störung der Vitalfunktionen	• Tachypnoe, Bradypnoe, Atempausen • Bradykardie, Tachykardie, Hyper- oder Hypotonie, Zentralisation
Ggf. offene Kopfverletzung	• Prolaps mit Austritt von Hirnmasse aus Wunde, Nase, Ohr oder Mund • Liquor aus Nase oder Ohr • Blutung aus Nase, Mund, Ohr

Absolute Priorität hat die Erkennung und nach Möglichkeit die sofortige Beseitigung aller Zustände, die mit einem Blutdruckabfall oder einer Abnahme der Sauerstoffsättigung im Blut einhergehen. Anzustreben sind eine Normoxie, Normokapnie und Normotonie (S3-Leitlinie 2011).

Ein zusätzlicher bestehender Schockzustand spricht für das Vorliegen von Verletzungen besonders im Bereich des Thorax- und Abdominalraumes. Wichtig ist deshalb zunächst die Prüfung und Sicherung der Vitalfunktionen. Die Untersuchung der Pupillen, die sich auf Weite (eng – mittelweit – weit), Seitendifferenz, Lichtreaktion (prompt – träge – fehlt) und Form (rund – entrundet) bezieht, gibt Hinweise auf die topografische Zuordnung und intrakranielle Druckverhältnisse.

Beim Schädel-Hirn-Trauma unterscheidet man 3 Formen (leicht – mittelschwer – schwer), die auf der Beurteilung der **Glasgow-Coma-Skala (GCS)** beruhen (Gabriel et al. 2002).

Ein leichtes SHT liegt bei einem GCS-Wert von 13–15, ein mittleres bei Werten von 9–12 und ein schweres bei einem Score < 9 *(siehe Tab. 6.8)*.

Tab. 6.8 Glasgow-Coma-Skala

Prüfung	Reaktion	Punkte
Augenöffnen	spontan	4
	nach Aufforderung	3
	auf Schmerzreiz	2
	nicht	1
Bewegung	nach Aufforderung	6
	gezielte Abwehrbewegung	5
	ungezielte Abwehrbewegung	4
	Beugebewegung	3
	Streckbewegung	2
	keine	1
Sprache	orientiert, klar	5
	verwirrt	4
	einzelne Wörter	3
	einzelne Laute	2
	keine	1

Das **leichte Schädel-Hirn-Trauma** ist gekennzeichnet durch die Symptome: kurzzeitige Bewusstlosigkeit, Amnesie, Unruhe, Agitiertheit, mögliches Erbrechen und Kopfschmerzen.

Es sollte in jedem Falle – auch bei kurzfristiger Symptomatik – eine stationäre Abklärung erfolgen, da sich intrakranielle Blutungen auch noch nach Stunden entwickeln und darstellen können.

Bei einem **mittelschweren und schweren Schädel-Hirn-Trauma** sind sofort der Rettungsdienst und der Notarzt zu alarmieren.

Wesentliche Ursachen für sekundäre Schädigungen bei einem SHT sind Hypoxie und Hypotonie, weshalb deren Therapie im Vordergrund der Erstversorgung steht. Freihalten und Freimachen der Atemwege sind Voraussetzung für eine ausreichende Oxygenation.

Nach Sicherung der Ventilation und Oxygenation wird – sofern erforderlich – eine Stabilisierung des Kreislaufs erfolgen. Durch einen Volumenersatz (s. o.) kann das Risiko einer ischämischen Hirnschädigung gesenkt werden. Eine spezifische medikamentöse Therapie bei SHT gibt es nicht.

Die Lagerung des Patienten richtet sich nach seinem Gesamtzustand. Eine Oberkörperhochlagerung (15–30°) kann zu einer Senkung des intrakraniellen Drucks beitragen, setzt aber voraus, dass der Patient nicht bewusstlos oder kreislaufinstabil ist *(siehe Abb. 6.2)*.

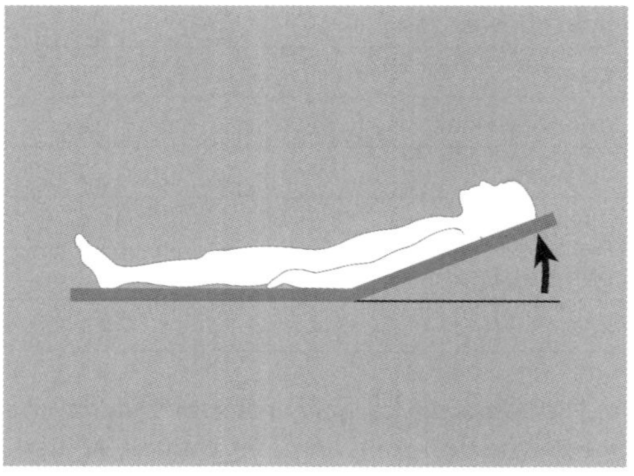

Abb. 6.2 Lagerung bei Schädel-Hirn-Trauma

Bei bewusstlosen Patienten ist die stabile Seitenlage angezeigt *(siehe Abb. 3.2)*, die bei Kreislaufinstabilität auch noch mit einer Kopf-Tief-Lage kombiniert werden kann (15°).

Eine weitere invasive Therapie fällt in die Zuständigkeit des hinzugerufenen Notarztes.

6.5 Thoraxverletzungen

Bei den Verletzungen des Thorax sind stumpfe und penetrierende Traumen zu unterscheiden. Bei penetrierenden Schädigungen besteht neben der Gefahr der Verletzung des Lungengewebes mit (massiver) Blutung auch die Gefahr des Pneumothorax.

Der Patient sollte auf dem Rücken, bzw. auf der verletzten Seite mit um 30° angehobenen Oberkörper gelagert werden *(siehe Abb. 6.3)*.

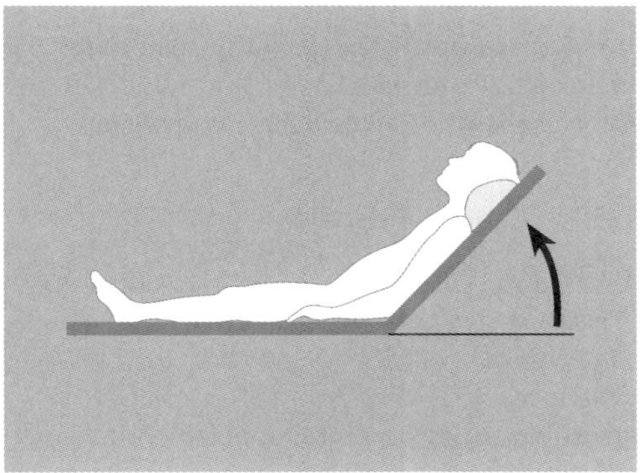

Abb. 6.3 Lagerung beim Thoraxtrauma

Wichtig ist im Hinblick auf Komplikationen und Schädigungsintensität zunächst die Auskultation beider Lungenflügel. Hierbei sind das Vorhandensein von Atemgeräuschen sowie deren Seitengleichheit zu beurteilen.

Weitere Hinweiszeichen für ein Thoraxtrauma können sein:

- Atemfrequenz,
- Atemexkursion und
- bei der Palpation Schmerzäußerungen,
- Instabilität des knöchernen Thorax sowie
- Krepitation oder Hautemphysem.

Nach Sicherung der Oxygenation (bestmöglich durch O_2-Inhalation) sind lokale Maßnahmen indiziert. Wunden werden keimfrei bedeckt und nicht luftdicht verschlossen. Fremdkörper in einer Wunde werden im präklinischen Bereich nicht entfernt.

Bei Patienten mit gesichertem Thoraxtrauma liegt in 9–50 % der Fälle ein Pneumothorax vor (S3-Leitlinie 2011).

6.5.1 Spannungspneumothorax

Nur bei einem **Spannungspneumothorax**, der durch seine in *Tab. 6.9* dargestellte Symptomatik gekennzeichnet ist, ist eine Soforttherapie erforderlich, da ein Fortbestehen eine vitale Bedrohung bedeutet.

Tab. 6.9 Symptome Spannungspneumothorax

Spannungspneumothorax – Symptome	
Respiratorische Zeichen	• Dyspnoe • Tachypnoe • Zyanose • einseitig abgeschwächtes oder fehlendes Atemgeräusch • aufgehobene (einseitige) Atemexkursion, • hypersonorer Klopfschall
Hämodynamische Zeichen	• Tachykardie • Blutdruckabfall • Stauung der Halsvenen • Kreislaufstillstand

Bei diesen Zeichen der Atem- und Kreislaufstörung muss eine sofortige Entlastung durchgeführt werden.

Hierzu eignet sich im ersten Zugriff eine **Nadeldekompression**, die später von einer chirurgischen Eröffnung des Pleuraspaltes z. B. mit einer Thoraxdrainage gefolgt wird. Der Punktionsort ist der 2.–3. Interkostalraum in der der mittleren Klavikularlinie (Committee on Trauma, 2001).

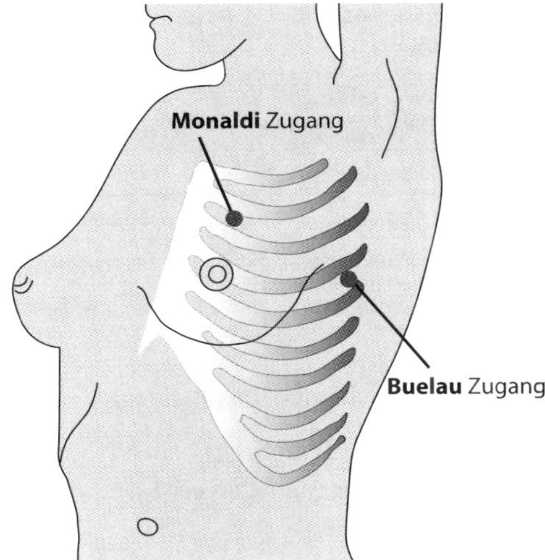

Abb. 6.4 Nadeldekompression zur primären Entlastung

Der Zugang zur Versorgung eines Patienten mit Pneumothorax erfolgt i.d.R. nach **Monaldi** im 2. oder 3.Intercostalraum (ICR) in der Medioclavicularlinie (MCL).

Bei Verletzten mit Hämatothorax wird der Zugang nach **Buelau** im 4. bis 5. ICR in der mittleren Axillarlinie (MAL) gewählt.

6.5.2 Differenzialdiagnose Spannungspneumothorax vs. Herzbeuteltamponade

Eine Herzbeuteltamponade ähnelt einem Spannungspneumothorax. Klinisch bestehen folgende Unterschiede:

Tab. 6.10 Differenzialdiagnose Herzbeuteltamponade vs. Spannungspneumothorax

	Herzbeutel-tamponade	**Spannungs-pneumothorax**
Atemgeräusch	beidseits	einseitig
Klopfschall	normal	laut, hohl
Puls	Pulsus paradoxus	Tachykardie
Trachea-Lage	Mittellinie	verschoben

Die Leitsymptome einer Herzbeuteltamponade sind:

- obere Einflussstauung mit gestauten Halsvenen
- **Beck'sche Trias** (erniedrigter arterieller und ein erhöhter venöser Blutdruck (Hypotonie), leise Herztöne
- Atemnot (Dyspnoe)
- Tachykardie
- Pulsus paradoxus (bis zum Kreislauf-Stillstand)
- Tachypnoe
- Urinausscheidung vermindert
- Schwitzen, kalte Extremitäten, Schwindel, Unruhe.

Rippenfrakturen sowie Instabilitäten des Thorax bedürfen einer Schmerztherapie und einer stationären Abklärung.

6.6 Abdominalverletzung

Auch beim Abdominaltrauma ist eine offene und stumpfe Verletzung zu unterscheiden. Entscheidend ist im Hinblick auf die Erstversorgung der resultierende Blutverlust durch eine Organ- oder Gefäßverletzung (Cline et al. 2000). Zur Erkennung ist neben dem Unfallmechanismus der Untersuchungsbefund durch Inspektion und Palpation hinweisend.

Verletzungszeichen wie Prellungen, Hämatome und Schürfungen sind erste Anhaltspunkte für eine stumpfe Verletzung. Eine Abwehrspannung muss unmittelbar nach dem Trauma noch nicht vorhanden sein.

Rupturen der großen parenchymatösen Organe führen innerhalb kürzester Frist zu erheblichen Blutverlusten, die sich durch den entstehenden hämorrhagischen Schock dokumentieren.

Bei penentrierenden Verletzungen kann es nach Entfernung der auslösenden Ursache zum sichtbaren Prolaps des Darmes kommen. Sofern der Fremdkörper sich noch in der Wunde befindet, ist dieser zu belassen, um die dadurch bedingte Gefäßkompression nicht aufzuheben.

Prolabierte Darmschlingen werden nicht reponiert, da es zu Torquierungen mit nachfolgender Durchblutungsstörung kommen kann. Es wird lediglich eine keimfreie Abdeckung mit (feuchten) Wundauflagen vorgenommen.

Zur Lagerung werden die angezogenen Beine in der Kniekehle unterpolstert, was zu einer Entlastung der Bauchdeckenspannung und zur Schmerzlinderung führt *(siehe Abb. 6.4)*.

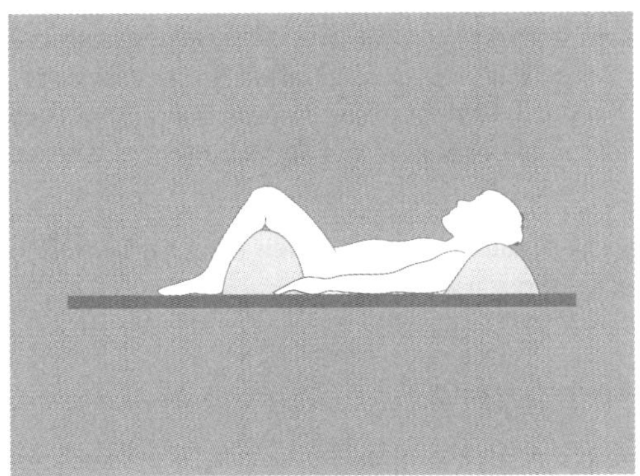

Abb. 6.5 Lagerung beim Abdominaltrauma

Bei der unmittelbaren Schockbekämpfung durch die erforderliche Volumensubstitution ist es nicht erforderlich, „normale" Blutdruckwerte anzustreben, da dadurch die intraabdominelle Blutung verstärkt werden könnte. Ein Erreichen eines systolischen Wertes von 90 mlHg ist ausreichend (permissive Hypotension).

In jedem Falle kann nur eine sofortige chirurgische Intervention die Blutung stoppen, weshalb ein dringlicher Abtransport in ein Traumazentrum erforderlich ist.

6.7 Beckenverletzung

Die Beurteilung einer Beckenverletzung in der Präklinik ist außerordentlich schwierig, lediglich große Instabilitäten sind sicher zu identifizieren.

Durch einen Druck auf die Beckenschaufeln ist die Instabilität erkennbar. Bei einer Verletzung des Beckenrings im vorderen Bereich lässt sich palpatorisch eine Dehiszenz im Bereich der Symphyse erkennen. Einzubeziehen beim Verdacht ist auch eine Inspektion des Perianalbereiches und der Geschlechtsorgane.

Bei instabilen Beckenverletzungen ist mit einer erheblichen (retroperitonealen) Blutung zu rechnen, die durch äußere Kompression des Beckens provisorisch mit Umschlingen des Beckens mit einem Tuch (Beckenschlinge) und der Innenrotation der Beine begegnet werden kann.

Schmerzbekämpfung und Volumenersatz sollen bis zum Eintreffen des Rettungsdienstes begonnen werden.

6.8 Wirbelsäulenverletzung

Wirbelsäulenverletzung mit spinaler Beteiligung wird von Patienten unmittelbar selbst durch den Ausfall von Sensorik und Motorik im Bereich der unteren Extremitäten erkannt.

Bei der Rettung sind alle unphysiologischen Wirbelsäulenbewegungen insbesondere Flexion, segmentale Rotation und Seitneigung zu vermeiden (S3-Leitlinie 2011).

Spezielle präklinische Maßnahmen sind nicht erforderlich. Die Ganzkörperimmobilisation ist Aufgabe des Rettungsdienstes, wobei der HWS-Immobilisation besondere Bedeutung zukommt.

Sollte es zu einem neurologischen (spinalen) Schock gekommen sein, ist vor Beginn des Abtransportes eine Volumensubstitution zur Kreislaufstabilisierung – evtl. verbunden mit dem Einsatz von Katecholamin (Noradrenalin) – indiziert.

6.9 Extremitätenverletzung

Die Untersuchung einer Extremitätenverletzung sollte in der aufgezeigten Abfolge vorgenommen werden:

- Inspektion (Fehlstellung/Wunden/Schwellung/Durchblutung)
- Stabilisierungsprüfung (Krepitation/abnormale Beweglichkeit/Frakturzeichen)
- Beurteilung der Durchblutung, Motorik und Sensibilität (S3-Leitlinie 2011).

Auch bei Extremitätenverletzungen ist es nicht immer eindeutig möglich, eine Fraktur zu diagnostizieren.

Man kann zwischen sicheren und unsicheren Frakturzeichen unterscheiden. Zu den **sicheren Frakturzeichen** gehören tastbare Krepitation von Knochenfragmenten, pathologische Beweglichkeit und sichtbare Knochenfragmente.

Nicht beweisend für das Vorliegen einer Fraktur sind Schmerzen, Weichteilverletzungen (offen oder geschlossen), Fehlstellung in einer Ebene sowie Funktionseinschränkungen.

Im Rahmen der Erstdiagnostik muss unbedingt das Vorliegen von Nerven- und Gefäßverletzungen ausgeschlossen bzw. festgestellt werden. Die Durchblutung ist hierbei in erster Linie durch die Betastung der peripheren Pulse an typischen Stellen zu evaluieren (Seekamp 2009).

Bei einer offenen, gegebenenfalls stark verschmutzten Frakturluxation, wird die Wunde nur oberflächlich von groben Verunreinigungen befreit und mit einem sterilen Verband versorgt.

Grob dislozierte Frakturen und Luxationen sollten, wenn möglich und insbesondere bei begleitender Ischämie, annähernd reponiert werden. Eine anatomisch exakte Reposition ist nicht primäres Ziel, sondern die adäquate lokale und periphere Durchblutung (S3-Leitlinie 2011).

In achsengerechter Lagerung wird die Fraktur ruhiggestellt. Im Bereich des Rettungsdienstes ist zur Immobilisation entsprechendes Schienenmaterial verfügbar.

Neben einer Analgesie kann eine dem Volumenverlust angepasste Volumentherapie nützlich sein.

6.10 Verkehrsunfall

Bei schweren Verkehrsunfällen ist es wichtig, schnell Hilfe zu leisten und ein klares Schema der Aufgaben vor Augen zu haben, um adäquat zu handeln. Nachfolgend zeigt ein Stufenschema die wichtigsten Maßnahmen nach Eintreffen am Unfallort.

Tab. 6.11 Verkehrsunfall – Vorgehen

⇨ Absichern der Unfallstelle
⇨ Betroffene/verunfallte Personen aus der Gefahrenzone retten
⇨ Notruf
⇨ Wiederbelebung
⇨ Blutstillung
⇨ Schockbekämpfung
⇨ stabile Seitenlage, Trost

Als Helfer sollte man
⇨ bei Annähern nachfolgende Verkehrsteilnehmer warnen durch Einschalten der **Warnblinkanlage**
⇨ in angemessener Entfernung am Fahrbahnrand halten (10 bis 20 Meter)
⇨ bei Dunkelheit mit dem eigenen Fahrzeug die Unfallstelle beleuchten
⇨ **Warnweste** anziehen
⇨ Helfer sollten zur eigenen Sicherheit auf der Autobahn **nur hinter der Leitplanke zur Unfallstelle gehen**!

Wegen der Gefahr von Folgeunfällen ist es wichtig, die Unfallstelle zügig zu sichern:
⇨ **Warndreieck** auf Landstraßen in 100 Metern, auf Autobahnen in 200 Metern Entfernung aufstellen
⇨ das Warndreieck an den Fahrbahnrand (nicht auf die Fahrbahn) stellen
⇨ bei Kurven oder Bergkuppen das Warndreieck noch davor aufstellen

Nach einem kurzen Check des/der verunfallten Patienten (**medizinische Kurzbestandsaufnahme**) und bei Vorhandensein von bewusstseinsklaren Patienten sollte der Arzt einen schnellen Notruf absetzen.

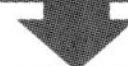

In manchen Fällen muss die verletzte und/oder bewusstlose Person zuerst aus dem Fahrzeug befreit werden, bevor der Notruf abgesetzt und bei Kreislaufstillstand die Wiederbelebung begonnen wird. Ist ein Befreien aus dem Kfz nicht möglich, müssen die lebensrettenden Maßnahmen von außen geleistet werden.

Bei dem **Befreien aus dem Fahrzeug** sind u. a. folgende Punkte zu beachten:
- beim Öffnen der Fahrzeugtür den Betroffenen ansprechen
- Zündung des Kfz ausschalten und auf nicht ausgelösten Airbag achten
- Sitz zurückschieben und kontrollieren, ob der Betroffene eingeklemmt ist (bspw. Füße)
- ist der Betroffene eingeklemmt: beobachten, betreuen, bis Rettungsdienst und Feuerwehr kommen und unter Umständen lebensrettende Maßnahmen von außen leisten
- falls keine Einklemmung: Sicherheitsgurt lösen, ggf. durchschneiden, danach Patient mit Rautek-Griff herausheben
- Sonderfall brennende Personen: können mit einem Pulverlöscher gelöscht werden (Achtung: nicht direkt auf das Gesicht richten).

Tab. 6.11 Verkehrsunfall – Vorgehen *(Forts.)*

Bei Bewusstlosen sollte zuerst **die Atmung kontrolliert** werden und bei Bedarf sofort mit der Wiederbelebung begonnen werden. Ggf. ist ein zweiter Helfer vorhanden, der nach Angaben des Arztes **zeitgleich den Notruf absetzen** kann.

Beim **Notruf** sind folgende Angaben wichtig:

- Wo genau ist der Unfall passiert?
- Was ist passiert?
- Wie viele Personen sind verletzt?
- Welche Art von Verletzungen liegen vor (Bewusstlose)?
- Bestehen zusätzliche Gefahren (z. B. Feuer, Gefahrstoffe)?

⇨ Ebenfalls ist wichtig: **Auf Rückfragen der Leitstelle warten !** ⇦

Wiederbelebung	• Bei der **Wiederbelebung** beginnt man mit der Herzdruckmassage: • 30 Kompressionen auf den Brustkorb und anschließend • 2-mal Atemspende über Mund oder Nase • beides im Wechsel
Wunden	• Zum Teil haben Verkehrsunfallopfer sichtbare **Wunden**. Dabei sollte man sich auf die stark blutenden Stellen konzentrieren und bei der Versorgung Handschuhe tragen. Manchmal ist es bei Extremitätenverletzungen nötig, Druckverbände anzulegen und den Arm oder das Bein hoch zu lagern.
Schock	• Viele Betroffene erleiden einen **Schock**, der sich durch Blässe, Zittern oder Schwitzen zeigen kann. Erstmaßnahmen sind hier neben einer kontinuierlichen Betreuung das Hochlagern der Beine und das Verhindern des Auskühlens durch Zudecken des Verletzten mit einer Decke oder einer Rettungsfolie (siehe Verbandskasten). Bei der Rettungsfolie gehört die silberne Seite nach unten.
Psych. Belastung	• Nicht unwichtig ist die Wirkung der großen **psychischen Belastung** auf das Unfallopfer. Deshalb sollte der Betroffene nicht alleine gelassen werden, getröstet und beruhigt werden. Eine stabile(re) psychische Lage wirkt sich stark positiv auf den körperlichen Zustand aus.

Sonderfall **Motorradfahrer**: Der Helm muss bei Bewusstlosen abgenommen werden, da Erstickungsgefahr droht und erst nach Helmabnahme eine ggf. notwendige Beatmung möglich ist **Vorsicht: HWS-Verletzungen!**

7 Kardiale Notfälle

7.1 Akutes Koronarsyndrom (ACS)

Unter dem Begriff „Akutes Koronarsyndrom" (ACS) werden 3 akute Krankheitsbilder subsumiert:

- der ST-Hebungsinfarkt (STEMI),
- der Nicht-ST-Hebungsinfarkt (NSTEMI) und
- die instabile Angina pectoris (IAP).

Der **STEMI** zeichnet sich durch die charakteristische EKG-Veränderung im 12-Kanal-EKG aus. Der **NSTEMI** ist definiert als infarkttypischer Anstieg der kardialen Troponie ohne ST-Hebung. Bei der **IAP** fehlen sowohl infarkttypische EKG-Veränderungen als auch der Troponinanstieg (Bassand et al. 2007). Eine Abgrenzung dieser Formen, deren Übergang fließend sein kann, ist wegen der differenten Therapie erforderlich.

Das Leitsymptom des ACS ist der thorakale, retrosternale Schmerz. Die Patienten sind ängstlich (bis Todesangst), kaltschweißig und aschfahl. Es können Übelkeit und Erbrechen auftreten, z.T. besteht eine Dyspnoe und Atemnot.

Je nach Größe des infarzierten Areals können Zeichen einer Linksherzinsuffizienz oder eines kardiogenen Schocks hinzukommen. Diese Symptome sollten ausreichen, um den Verdacht eines ACS zu stellen und den Rettungsdienst zu alarmieren, denn nur eine frühzeitige (invasive) Therapie bringt den größten Nutzen.

Die definitive Diagnose lässt sich in der Klinik aus der Ableitung eines 12-Kanal-EKG stellen (Thygesan et al. 2002). Biomarker bringen in der Frühphase keine eindeutige Aussage.

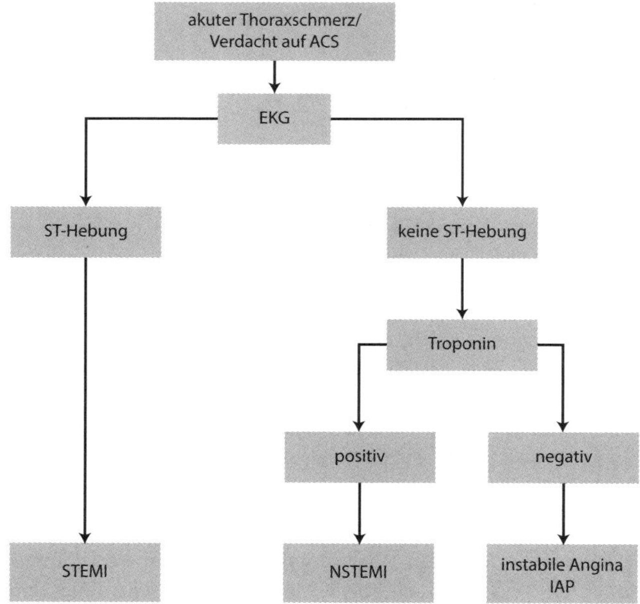

Abb. 7.1 Schema Akutes Koronarsyndrom (ACS)

Tab. 7.1 Symptome des ACS

Symptome des akuten Koronarsyndroms (ACS)	
Leitsymptom	• akuter, retrosternaler, anhaltender Thoraxschmerz mit/ohne Ausstrahlung in den linken Arm und Schulter • CAVE: Schmerz ist häufig atypisch bei Patienten < 40 und > 75 Jahre, Diabetikern, Frauen • ggf. Oberbauchschmerz, rechter Arm oder Hals- und Unterkieferbereich (= seltener)
Anamnese und Risikofaktoren	• Diabetes, Hypertonie, Lebensalter, Geschlecht, Niereninsuffizienz, positive Familienanamnese • gewesener Myokardinfarkt, Bypass-OP
Aussehen	• Blässe, schmerzverzerrtes Gesicht, Haut kaltschweißig, ggf. zyanotisch
zusätzliche Symptome	• Unruhe, Ängstlichkeit, Übelkeit, Erbrechen
EKG und Marker	• 12-Kanal-EKG innerhalb von 10 Min • CK-MB, Troponin (CAVE: Troponin-Anstieg frühestens nach 2–4 h)

Die präklinische Therapie gliedert sich in eine symptomatische mit vordergründiger Gabe von Nitraten, Morphin und evtl. Sauerstoff und einer kausalen mit Verhinderung bzw. Beseitigung von Koronarverschlüssen sowie der Therapie von möglicherweise auftretenden Komplikationen (Artmann et al. 2008).

Die symptomatische Therapie bezieht sich in erster Linie auf eine Schmerztherapie *(siehe Tab. 7.2)*. Die Gabe von Glyceroltrinitrat®(NTG) (Nitrolingual in Dosen von 0,4–0,8 mg sublingual) bewirkt eine Dilatation der venösen Kapazitätsgefäße und damit eine Senkung der Vorlast und durch eine Vasomolyse der Koronarterie und damit der Nachlast, so dass es zu einer Schmerzreduktion kommen kann.

Vorsicht ist geboten bei einer höhergradigen AV-Blockierung und dem Vorliegen einer Bradykardie. Voraussetzung ist eine Messung des Blutdrucks, dessen systolischer Wert über 90 mgHg liegen muss wegen der blutdrucksenkenden Wirkung von NTG.

Die Gabe von Morphin, fraktioniert in Einzeldosen von 2–3 mg i.v., führt nicht nur zu einer Schmerzlinderung, sondern auch zu einer Drucksenkung im pulmonalen Kreislauf und zur Senkung der Vorlast.

Sauerstoffgabe ist nur erforderlich, wenn Hinweiszeichen auf eine Erniedrigung der Gewebeoxygenation, d.h. eine pulsoxymetrische Sättigung von < 94 % vorliegen.

Die kausale Therapie der Präklinik *(siehe Tab. 7.2)* beschränkt sich auf die Gabe von Azetylsalizylsäure (ASS) in einer Dosierung von 100–250 mg, auch per os. Eine Kontraindikation besteht nur bei einer bekannten Allergie. Es sollte so früh wie möglich appliziert werden.

Die Antikoagulation beschränkt sich auf die präklinische Gabe von Heparin – sofern verfügbar – in einer Dosis von 10 000 IE.

Weitere Medikation, insbesondere nach Verifizierung durch das EKG, fällt in den Bereich des Rettungsdienstes, der dann auch die schnellstmögliche Zuweisung zur Reperfusionstherapie organisiert. Nur bei nicht rechtzeitigem Erreichen eines Therapieplatzes stellt sich im Rettungsdienst die Frage der Thrombolyse.

Tab. 7.2 Therapie des ACS

Ersttherapie des akuten Koronarsyndroms		
Symptomatische Therapie	Schmerztherapie inkl. Vor- und Nachlastsenkung	• Nitrolingual 0,4–0,8 mg sublingual • Morphin fraktioniert in Einzeldosen von 2–3 mg i. v.
Kausale Therapie	Beseitigung von Koronarverschlüssen, Therapie möglicher Komplikationen	• Azetylsalizylsäure (ASS) 100–250 mg per os, Aspisol 0,25–0,5 g i. v. • Heparin 10 000 IE

7.2 Hypertensiver Notfall

Ein hypertensiver Notfall besteht dann, wenn neben hohen Blutdruckwerten akute Organschäden auftreten, wie z. B. ein akutes Linksherzversagen mit Lungenödem. Dabei ist nicht der absolute Blutdruckwert, sondern die Geschwindigkeit des Anstieges und das Ausmaß der Organschädigung entscheidend. Betroffen sind das ZNS, das Herz und die Nieren.

Die zentrale Symptomatik kann sich mit

- Kopfschmerzen
- Krampfanfällen
- Halbseitenlähmung
- Seh- und Sprachstörung sowie
- Übelkeit und Erbrechen

zeigen.

Die kardialen Symptome beziehen sich auf AP-Anfälle und die akute Linksherzinsuffizienz. Das Therapieziel ist das Absenken der Blutdruckwerte, wobei die Geschwindigkeit der Absenkung von Ausmaß und Art der Organschädigung abhängt.

Eine zu rasche und zu starke Blutdrucksenkung kann zu irreversiblen ischämischen Komplikationen führen (Pergolini et al. 2008). Bei apoplektiformen Symptomen darf der Druck – wenn überhaupt – nur auf Werte von 160–180 mmHg systolisch gesenkt werden (Castillo et al. 2004).

Bei kardialen Organschädigungen muss der Druck rasch um 15–20 % des Ausgangswertes systolisch initial, keinesfalls jedoch unter 160 mmHg und diastolisch nicht unter 100 mmHg gesenkt werden.

Folgende medikamentöse Optionen (Sefrin u. Schua 2012) bestehen bei:

- **ACS, AP:** NTG 2–4 Hub, Metroprolol 5–15 mg, Captopril 12,5–50 mg, Urapidil fraktioniert bis 75 mg i. v.
- **Linksherzinsuffienz:** NTG, Captopril, Urapidil i. v.
- **Zerebrale Organschädigung:** Urapidil, Metroprolol, Captopril i. v.

8 Zerebrale Notfälle

8.1 Schlaganfall (Apoplektischer Insult)

Die 3 Formen der akuten zerebrovaskulären Störungen – der ischämische und der hämorrhagische Infarkt sowie die Subarachnoidalblutung – lassen sich präklinisch nicht unterscheiden.

Sie haben gemeinsam ein plötzlich einsetzendes, fokales zentralnervöses Defizit. Die Symptome sind different und lassen eine Reihe von Differenzialdiagnosen zu wie epileptischer Anfall mit postiktaler Parese, Hypoglykämie, Migräne, Meningitis oder Intoxikation.

Allgemeine Symptome für den apoplektischen Insult sind Kopfschmerzen, Übelkeit, Erbrechen, Bewusstseinsstörung bis Bewusstlosigkeit. Das Leitsymptom ist die Hemiparase, evtl. mit Hemihypästhesie.

Weitere typische Symptome sind Sprachstörung (Sprachverständnis, Sprachproduktion, verwaschene lallende Sprache) bis zur Aphasie, Sehstörungen (Gesichtsfeldausfälle, Halbseitenblindheit) und Koordinationsstörung (Gangstörungen, Bewegungsstörungen).

Tab. 8.1 Symptome beim Schlaganfall

Schlaganfall – Symptome
• Kopfschmerzen • Übelkeit, Erbrechen • Bewusstseinsstörung bis Bewusstlosigkeit • Hemiparase, evtl. mit Hemihypästhesie • Sprachstörung (Sprachverständnis ↓, Sprachproduktion ↓ verwaschene lallende Sprache), Aphasie • Sehstörungen (Gesichtsfeldausfälle, Halbseitenblindheit) • Koordinationsstörung (Gangstörungen, Bewegungsstörungen) • ggf. Meningismus • ggf. Einkoten, Einnässen • ggf. Hypertonus, Herzrhythmusstörungen • ggf. Fieber

Vor der diagnostischen Abklärung in der Klinik, weshalb eine frühzeitige Zuweisung dringlich ist, muss unmittelbar vor Ort bedacht werden, dass ein Hypertonus nicht gesenkt werden darf. Nur wenn der systolische Wert über 220 mmHg liegt, ist der vorsichtige medikamentöse Einsatz von Urapidil fraktioniert mit 12,5 mg i. v. indiziert, da bei zu rascher Senkung die Gefahr eines Hirnödems besteht.

Für Normothermie kann bei Fieber über 38 °C mit Paracetamol 500–1 000 mg gesorgt werden.

Bei Hypotonie und/oder Exsikkose ist ein Volumenausgleich mit einer kristalloiden Infusionslösung erforderlich.

Die Lagerung des Patienten – sofern er nicht bewusstlos sein sollte – erfolgt mit 30° erhöhtem Oberkörper *(siehe Abb. 8.1)*. Die gelähmte Seite sollte zum Transport abgepolstert werden. Die kausale Therapie mittels Thrombolyse ist erst im klinischen Bereich möglich.

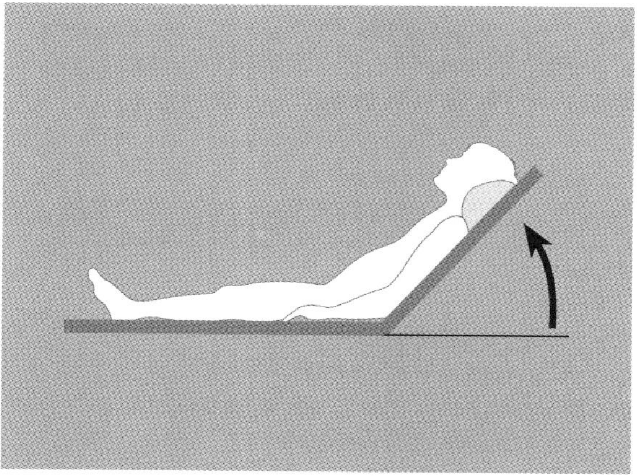

Abb. 8.1 Lagerung beim Schlaganfall

8.2 Zerebraler Krampfanfall (Epilepsie)

Krampfanfälle können durch endogene und exogene, aber auch allgemeine Faktoren (Medikamente, Alkohol, Drogen, Intoxikationen, Schlafentzug) ausgelöst werden.

Bei dem Auftreten im Bereitschafts- oder Notarztdienst handelt es sich meist nicht um einen erstmaligen Anfall. Häufig ist eine Epilepsie bereits bekannt oder es besteht eine Prädisposition. Der Anfall selbst ist für die Umgebung so eindrucksvoll, dass er meist nicht übersehen wird, noch fehlgedeutet werden kann.

Eine Behandlungsnotwendigkeit besteht nur bei einem **Status epilepticus**, von dem ausgegangen werden muss, wenn dessen Dauer die Grenze von 5 Minuten bei generalisierten tonisch-klonischen Anfällen und von 20–30 Minuten bei fokalen Anfällen oder Absencen überschreitet, ohne dass der Patient das Bewusstsein wieder erlangt, oder eine Sequenz mit gleicher Mindestdauer von einzelnen epileptischen Anfällen, zwischen denen klinisch keine vollständige Remission eintritt (Leitlinien der DGN 2008). In diesem Fall ist eine unmittelbare Therapie erforderlich, um sekundäre Komplikationen wie Hypoxie oder Hirnödem zu vermeiden *(siehe Tab. 8.2)*.

Neben einer antikonvulsiven Therapie sind als allgemeine Maßnahmen der Schutz vor Zusatzverletzungen (nicht festhalten) und Selbstgefährdung notwendig.

Bei Verdacht auf äthanolassoziierten Status ist die Gabe von Thiamin (100 mg) und bei Hypoglykämie Glukose i. v. indiziert. Als Antikonvulsiva sind als Medikament der 1. Wahl Benzodiazepine – wie z. B. Lorazepam (0,1 mg/kg KG i. v.) oder Midazolam (0,1 mg/kg KG i. v.) evtl. repetierend indiziert.

Weitergehende Gabe mit Phenytoin oder Barbituraten gehört unter entsprechendem Monitoring in die Hand des Notarztes oder der Klinik. Eine prophylaktische Gabe von Antikonvulsiva nach Abklingen des Anfalls ist nicht indiziert.

Tab. 8.2 Therapie des zerebralen Krampfanfalls

Status	Therapie
im Anfall	• Schutz vor Zusatzverletzungen, kein Festhalten • Antikonvulsiva: Lorazepam (0,1 mg/kg KG i. v.) oder Midazolam (0,1 mg/kg KG i. v.) evtl. repetierend
nach Anfall	• Seitenlagerung • Antikonvulsiva nicht indiziert
alkoholisierter Patient	• Thiamin (100 mg)
bei Hypoglykämie	• Glukose i. v.

Beim Status epilepticus ist eine stationäre Einweisung und Begleitung durch den Notarzt obligat. Bei bekanntem Anfallsleiden nach Abklingen des Anfalls ist eine ambulante Abklärung häufig ausreichend. Nur bei Erstmanifestation ist eine stationäre Abklärung erforderlich.

8.3 Hypoglykämischer Notfall

Meistens durch Diätfehler kommt es bei bekannten Diabetikern zu einem Abfall des Plasmaglukosespiegels, der sich langsam – aber auch schlagartig – mit dem für die Umgebung bedrohlichen Symptom der Bewusstlosigkeit darstellt.

Eine Hypoglykämie liegt vor, wenn beim Plasmaglukosespiegel unter 50 mg/dl typische Symptome auftreten, die nach Glukosegabe rückläufig sind (Tintinalli et al. 2001). Allerdings kann die Symptomatik sehr different sein, so dass sie unter dem Bild eines Schlaganfalls, eines Delirs, einer Epilepsie oder einer Intoxikation auftreten kann. Durch die gegenregulatorische Katecholaminausschüttung resultieren Schwitzen, Zittern, Tremor, Blässe und motorische Unruhe sowie Heißhunger.

Zu Verwechslungen mit zerebralen Erkrankungen führen Zeichen wie Seh- und Sprachstörungen, Kopfschmerzen, zerebrale Krampfanfälle, Hemiparesen oder Bewusstseinsstörungen. Psychische Veränderungen können sein: Verwirrtheit, Verhaltensauffälligkeiten, aggressive und delirante Zustandsbilder.

Tab. 8.3 Symptome des hypoglykämischen Notfalls und andere Ursachen

Symptome hypoglykämischer Notfall	Differenzialdiagnosen
• Schwitzen, Zittern, Unruhe • Heißhunger • Blässe, Kaltschweißigkeit • Seh- und Sprachstörungen • Kopfschmerzen, zerebrale Krampfanfälle, Hemiparesen, Bewusstseinsstörungen • Verwirrtheit, Verhaltensauffälligkeiten, aggressive und delirante Zustandsbilder • Tachykardie, Hypertonie	• Apoplex • intrazerebrale Blutung, SHT • (Alkoholentzugs)Delir • Epilepsie • Intoxikation • Schock, Koma anderer Genese

Wegweisend ist die Bestimmung des Blutzuckers. Selbst wenn diese Möglichkeit nicht bestehen sollte, ist bei bekannten Diabetikern mit Bewusstlosigkeit die probatorische Applikation von Kohlenhydraten sinnvoll.

Dies ist bei noch bewusstseinsklaren Patienten möglich durch die Gabe von Traubenzucker, Cola und Ähnlichem. Bei bewusstlosen Patienten wird über einen sicheren peripher-venösen Zugang Glukose 20–40 % appliziert bis zum Aufklaren *(siehe Tab. 8.4)*.

Die Frage der stationären Aufnahme muss individuell abgeklärt werden. Bei Hypoglykämien unter oralen Antidiabetika (Sulfonylharnstoffe) sollten die Patienten immer hospitalisiert werden, da sie protrahiert verlaufen können (Krepinsky et al. 2000). Bei Insulininduzierten Hypoglykämien kann in Abhängigkeit von der Compliance des Patienten und des bekannten Verlaufs der Erkrankung und möglichem Monitoring von einer stationären Einweisung im Einzelfall abgesehen werden.

Tab. 8.4 Therapie des hypogykämischen Schocks

bewusstseinsklarer Patient	**bewusstloser Patient**
• Beruhigung • Traubenzucker, Cola o. Ä.	• Atemwege freihalten • venösen Zugang legen • 20–60 ml Glukose 40 % (2 bis 6 Amp. Glukose 40 % i. v. oder per Infusion einlaufen lassen)

9 Intoxikationen

Vergiftungen können chemischen, pflanzlichen, tierischen, bakteriellen oder auch anderen Ursprungs sein. Man geht in Deutschland von ca. 200 000 Intoxikationen pro Jahr aus, 2/3 davon geschehen in suizidaler Absicht.

Die häufigsten Symptome von Vergiftungen sind:

- plötzliches Auftreten aus voller Gesundheit
- Übelkeit, Erbrechen, Durchfall
- Bewusstseinseintrübungen, Bewusstlosigkeit, Koma
- Krämpfe, Lähmungen
- Aggressivität, Euphorie, Delir
- Atem- und Kreislaufstörungen
- Hautbildveränderungen: Rötung, Blasen
- Mydriasis, Miosis, Fieber, trockener Mund, Speichelfluss.

Tab. 9.1 Symptome und Therapie bei Intoxikationen

Symptome	Therapie
Koma, tiefe Bewusstlosigkeit	• Atemwege freihalten • stabile Seitenlagerung • Intubation
Krampfanfall	• Lorazepam (0,1 mg/kg KG i. v.) oder Midazolam (0,2 mg/kg KG i. v.) evtl. repetierend
Delir	• Haloperidol 5–10 mg i. v. – unter entsprechendem Monitoring

Tab. 9.1 Symptome und Therapie bei Intoxikationen *(Forts.)*

Symptome	Therapie
Anticholinerges Syndrom Tachykardie, Mydriasis, Hautrötung, Fieber, trockener Mund und Bewusstseinstrübung bis Bewusstlosigkeit – evtl. Halluzinationen.	• Physiostigmin (2 mg) titrierend sehr langsam i. v.
Sympathomimetisches Syndrom Hypertonie, Tachykardie, Mydriasis, Schwitzen, Unruhe, Angst, Tremor	• in leichten Fällen: Sedativa und Tranquilizer • bei ausgeprägter Symptomatik: Beta-Rezeptorenblocker langsam i. v. • bei Herzrhythmusstörungen: Antiarrhythmika
Atemstörungen Hyperventilation, Bradypnoe, Atemdepression, Atemstillstand	• *siehe Kapitel 10 „Leitsymptom Atemnot"*
Kreislaufstörungen Tachy- und Bradykardie, alle Formen möglicher Rhythmusstörungen, Schock bis Kreislaufstillstand	• antiarrhythmische Therapie orientiert sich an vorrangiger Störung *(siehe Kapitel 5.2 „Kardiogener Schock")*
Thermische Störung Hypothermie, Hyperpyrexie	• Wiedererwärmung • Kühlung (z. B. Dantrolen)

Die bei Vergiftungen sehr unterschiedlich auftretenden Leitsymptome können ihre Ursachen in differenten Toxinen haben und erfordern in der Folge auch eine spezifische Therapie.

Für die einzelne Therapie sei auf spezielle Literatur verwiesen (Rupp 2013, Sefrin u. Schua 2012). Nach den Drogennotfällen folgt ein kurzer Überblick über Toxin/Noxe/Droge, Hauptsymptom und dazugehörige Maßnahme *(siehe Tab. 9.4)*.

9.1 Allgemeine Grundsätze bei der Therapie von Intoxikationen

Es ist zunächst auf den Eigenschutz zu achten. Dies kann sowohl den Atemschutz betreffen - was meist an die Feuerwehr delegiert wird - wie auch bei akuten resorbierbaren Giften den Schutz der Körperoberfläche des Helfers (Handschuhe, Schutzkleidung).

Für den Patienten vordergründig ist die Stabilisierung der Vitalfunktionen durch Elementarhilfe und – soweit möglich – die Detoxikation. Hierzu gibt es in der Präklinik die Möglichkeit des Abwaschens oder der Spülung der Hautoberfläche oder die Entfernung von kontaminierter Kleidung.

Die früher empfohlene Detoxikation enteral aufgenommener Substanzen durch provoziertes Erbrechen oder Magenspülung ist heute in den Hintergrund getreten und nicht mehr als präklinische Maßnahme zu empfehlen, nachdem die Gabe von Carbo medicinalis (0,1–1 g/kg KG) als Granulat besser applizierbar und bezüglich des Effekts der Magenspülung vergleichbar ist – zumindest für lipophile Substanzen.

9.2 Verätzungen

Verätzungen sind Folgen der Einwirkungen von Säuren und Laugen. Neben Stoffen im Bereich der Arbeitswelt (Salzsäure, Ammoniak, Natronlauge, Kalk, Zement u.a.) sind es vor allem Substanzen, die im Bereich von Haushalt und Familie (Grillreiniger, Spülmaschinenreiniger, Abbeizmittel, Desinfektionsmittel u. a.) vorhanden sind.

Bei einer Verätzung der Haut oder der Schleimhäute durch **Säuren** kommt es durch Denaturierung von Eiweißen zu einer Koagulationsnekrose, die ein tieferes Eindringen in das Gewebe verhindert.

Laugen führen zu einer Kolliquationsnekrose, wobei das gallertartig verflüssigte Gewebe ein Eindringen in tiefere Gewebeschichten ermöglicht. Durch exotherme chemische Reaktion kann es zusätzlich zu Verbrennungen kommen (Reifferscheid 2014).

Die Symptome nach Ingestion hängen von der Substanz, der Konzentration, der Menge und der Einwirkungszeit ab (Sefrin u. Schua 2012) *(siehe Tab. 9.2)*.

Tab. 9.2 Übersicht über die Symptome bei Verätzungen

Symptome bei Verätzungen
• brennende Schmerzen im Mund, Thorax und Abdominalbereich • sichtbare Ätzspuren in Mundhöhle und Rachen, evtl. auf der Haut mit Belägen • Schluckstörungen, Speichelfluss • in schweren Fällen Blässe, Zyanose, Kaltschweißigkeit • Schocksymptomatik mit Tachykardie und Hypotonie • ggf. zunehmende Atemnot mit in- und exspiratorischem Stridor

Bei der Therapie ist zwischen allgemeinen und spezifischen Maßnahmen zu unterscheiden *(siehe Kapitel 9.2.1 und 9.2.2 „Allgemeine und spezifische Maßnahmen bei Verätzungen")*.

Bei der Versorgung ist unbedingt an den Eigenschutz zu denken. Dazu gehören in jedem Fall doppelt-getragene Handschuhe.

9.2.1 Allgemeine Maßnahmen bei Verätzungen

Allgemeine Maßnahmen bei Verätzungen sind:

- kontaminierte Kleidung entfernen und ausgiebige Spülung von Haut und Schleimhäuten mit reichlich Wasser
- bei oraler Verätzung (ohne Bewusstlosigkeit) Flüssigkeit zur Verdünnung trinken lassen: Erwachsene ca. 200 ml, Kinder 100 ml (Cave: Erbrechen!)
- keine Neutralisationsversuche (z. B. durch Milch) und kein Erbrechen provozieren

9.2.2 Spezifische Maßnahmen bei Verätzungen

Spezifische Maßnahmen bei Verätzungen sind:

- sicherer Zugang zur Analgesie (Sedierung und Volumensubstitution)
- Sauerstoff per inhalationem (4 l/Min.)
- bei zunehmender Atemnot mit Stridor-Intubation
- Kortikoide i. v. – Solu Dedortin®H 500–1000 mg

Antidote – sofern verfügbar – sollten über die Giftinfozentrale erfragt werden *(siehe Kapitel 9.3 „Liste der Vergiftungszentralen)*.

9.3 Liste der Vergiftungszentralen

Berlin	Giftnotruf Berlin	0 30 / 1 92 40
Bonn	Informationszentrale gegen Vergiftungen	02 28 / 19240
Erfurt	Gemeinsames Giftinformationszentrum	03 61 / 73 07 30
Freiburg	Vergiftungs-Informations-Zentrale	07 61 / 1 92 40
Göttingen	Giftinformationszentrum Nord	05 51 / 1 92 40
Homburg/ Saar	Beratungszentrum für Vergiftungsfälle	0 68 41 / 1 92 40
Mainz	Beratungsstelle bei Vergiftungen	0 61 31 / 1 92 40
München	Giftnotruf München	0 89 / 1 92 40
Nürnberg	Toxikologische Intensivstation	09 11 / 3 98 24 51
Wien	Vergiftungszentrale	00 43 / 1 / 4 06 43 43
Zürich	Schweizerisches Toxikologisches Informationszentrum	00 41 / 44 / 2 51 51 51

9.4 Drogennotfall

9.4.1 Definition und Epidemiologie

Drogen sind Substanzen, die auf das ZNS einwirken und so in die natürlichen körperlichen Vorgänge eingreifen. Dabei können sie die Wahrnehmung von Sinneseindrücken, Gefühlen und Stimmungen beeinflussen. Drogen haben eine wahrnehmungs- und bewusstseinsverändernde Wirkung.

Der Drogennotfall ist eine Vergiftung mit akuten toxischen Komplikationen.

Die Anzahl der Drogennotfälle und -toten hat sich regional different im Laufe der Jahre nicht wesentlich verändert, wobei keineswegs nur Jugendliche davon betroffen sind. Pro Jahr ist mit ca. 1 000 Toten zu rechnen. Was sich geändert hat, sind die Drogenarten. Zurückgegangen sind bei erstauffälligen Konsumenten Heroin, Kokain und Crack, während ein steigender Trend zum Erstkonsum synthetischer Drogen festzustellen ist (Erbguth 2016).

9.4.2 Leitsymptome der akuten Drogenintoxikation

Bei der akuten Drogenintoxikation lassen sich die klinischen Anzeichen in zerebrale, spinale und neuromuskuläre Leitsymptome einteilen (Erbguth 2016).

Zerebrale Symptome:

- quantitative Bewusstseinsstörung bis hin zum Koma (vor allem bei sedierenden, hypnotischen Substanzen)
- qualitative psychotische Bewusstseinsstörung mit z. B. Wahn und Halluzinationen (vor allem bei Halluzinogenen)
- epileptische Anfälle (vor allem bei Analeptika und im Entzug sedierender Substanzen)
- zerebrovaskuläre Syndrome, wie Hirninfarkte, Hirnblutungen, zerebral-venöse Thrombosen, posteriores reversibles Enzephalopathiesyndrom und zerebrales Vasokonstriktionssyndrom

- Bewegungsstörungen – sowohl hypo- als auch hyperkinetisch (z. B. parkinsonoid oder choreatiform)
- toxische Demyelinisierungen (vor allem unter Heroin)
- ZNS-Infektionen wie Meningitis, Enzephalitis, Abszesse und septische Enzephalopathie

Spinale Symptome (Myelopathien):

- toxische Demyelinisierungen (vor allem unter Heroin)
- vaskulär (z. B. Arteria-spinalis-anterior-Syndrom – Heroin)
- entzündlich/infektiös, transverse Myelitis, spinale Abszesse, Spondylodiszitis
- neuromuskuläre Symptome
- assoziierte Erkrankungen innerer Organsysteme z. B. HIV oder Leberversagen

Neuromuskuläre Symptome:

- Polyradikulitis, Guillain-Barré-Syndrom
- Rabdomyolysen: alle Drogen
- Druck- und Lagerungsschäden: Plexus, Nerven
- Kompartmentsyndrome (z. B. gluteal)
- Wundbotulismus (durch unsterile Injektionen)

Hinweise auf einen Drogennotfall bei häufig fehlender Anamnese sind neben den Leitsymptomen Umgebungserkenntnisse wie z.B. Spritzen, Pfeifen oder andere Gegenstände zur Drogenapplikation, aber auch am Patienten mehrfache Einstichstellen und -narben.

9.4.3 Erstversorgung bei Drogenintoxikation

Die Erstversorgung orientiert sich wie bei anderen Intoxikationen zunächst an der primären Abwendung der Vitalbedrohung.

Hierzu ist nach der **ABC-Regel** vorzugehen:

A – Atemwege freimachen, Erbrochenes entfernen

B – Beatmung bei Atemstillstand (Cave: Atemspende)

C – Kreislauf wiederherstellen bei Kreislaufstillstand bzw. Kreislauf stabilisieren.

Hinzu kommen syndrom- bzw. symptomorientierte Maßnahmen wie Management von Agitation, Herzfrequenz, Blutdruck, Temperatur und Flüssigkeits- und Elektrolythaushalt einschließlich Nierenfunktion (z. B. bei Rhabdomyolyse).

Antidote als spezifische Therapien spielen – außer bei Opioiden (Naloxon), Anticholinergika (Physiostigmin) und Benzodiazepinen (Flumazenil) – kaum eine Rolle (Erbguth 2016).

Folgende diagnostische Eckpunkte sollten bekannt sein:

Haschisch, LSD, Kokain	EKG, Herzfrequenz↑
Designerdrogen, Kokain	Blutdruck↑, Temperatur↑
Opioide, Heroin	Atemfrequenz↓

9.4.4 Drogenprofile

9.4.4.1 Opiate/Opioide

Opium, Heroin, Morphium, Kodein und Fentanyl haben analgetische und stark zentral dämpfende Wirkung.

Symptome

Typische Symptome bei einer Opioid-Intoxikation sind:

- psychomotorische Verlangsamung
- Analgesie
- Bewusstseinstrübung
- Miosis

- Atemdepression bis Apnoe
- Übelkeit und Erbrechen, Obstipation
- niedrige Körpertemperatur, trockene kalte Haut
- Harnverhalt, akutes Nierenversagen durch Rhabdomyolyse
- bei Heroin: Lungenödem.

Notfalltherapie

Bei Atemlähmung: Beatmung oder Antidotbehandlung mit Naloxon titrierend ½–1 Amp. i. v.

Naloxon wirkt kürzer als die Opiate, deshalb evtl. – sofern nicht generell auf eine Antagonisierung verzichtet wird – zusätzlich 0,2 mg Naloxon i. m.

9.4.4.2 Amphetamine (Aufputschmittel)

Amphetamine wirken antriebs- und leistungssteigernd, euphorisierend und stimulierend und werden oft mit anderen Substanzen z. B. Koffein, Lidocain oder LSD gestreckt.

Symptome

Hauptsymptome nach einer Amphetaminintoxikation sind:

- Hypertonie, Bradykardie, Tachyarrhythmien
- Schwitzen, Tremor, Mundtrockenheit
- Hypervigilanz, Aggressivität, Angst.

Bei hohen Dosen treten

- Hyperthermie
- zentrale Krämpfe
- Kreislauf- und Nierenversagen auf.

Nicht selten auch psychotische Zustände und ausgeprägte Exsikkose. Wegen Gerinnungsstörungen besteht die Gefahr der Hirnblutung!

Tab. 9.3 Vergiftungsgrade nach Amphetamineinnahme (nach Heppner 2011)

Grad	Symptome
1	Mydriasis, Flush, Unruhe, Übererregbarkeit, Hyperreflexie, Tremor
2	Verwirrung, Überaktivität, Hypertonie, Tachykardie, Extrasystolen, Hyperthermie, Exsikkose
3	Angst, Psychosen, „Horrortrips", Delir, Halluzinationen, Hypertonie bis hypertensive Krise
4	zerebrale Krampfanfälle, Koma, Schock

Notfalltherapie

Folgende Notfalltherapie kommt bei einer Amphetamin-Intoxikation in Frage:

- Flüssigkeitssubstitution, Kühlung
- zur Behandlung von Unruhezuständen, Angst- und Panikzuständen: Benzodiazepine
- bei hypertensiven Krisen: α-Rezeptorenblocker (z. B. Urapidil)
- Antiarrhythmika

9.4.4.3 Cannabinoide/Cannabis (Haschisch, Marihuana)

Cannabinoide wirken euphorisierend, können aber auch depressive Zustände verstärken.

Symptome

Hauptsymptome einer Cannabinoid-Vergiftung sind:

- Intensivierung optischer und akustischer Reize
- Tachykardie, Hypotonie
- Hypothermie, Konjunktivitis, Nasensekretion, Mundtrockenheit

- schwere Halluzinationen („horror trips"), Angst, Derealisations- und Depersonalisationserleben, Panikattacken, Delirium, paranoide und manische Zustände

Notfalltherapie

Die Notfalltherapie bei einer Cannabinoid-Intoxikation besteht aus:

- Reizabschirmung
- bei schweren Erregungszuständen Diazepam 10–20 mg i. v.
- bei psychotischem Zustand Haloperidol 5–10 mg i. v.(unter EKG-Kontrolle)

9.4.4.4 Gamma-Hydoxybuttersäure, GHB (Liquid-Ecstasy, K.o.-Tropfen)

GHB wirkt dosisabhängig enthemmend, aphrodisierend, euphorisierend und hat wahrnehmungs- und antriebsintensivierende Effekte. Die Wirkung setzt nach 5–20 Minuten ein und hält 2–3 Stunden.

Symptome bei Gamma-Hydroxybuttersäure-Intoxikation

Tab. 9.4 Dosisabhängige Symptome bei GHB-Intoxikation

Dosis	Wirkung	Symptome
10–20 mg/kg KG	Euphorie	Distanzlosigkeit, motorische Unruhe, Rededrang
ab 30 mg/kg KG	Somnolenz	Nachlassen von Aufmerksamkeit und Konzentrationsfähigkeit, Gleichgewichtsstörungen, abgeschwächte Schutzreflexe, Muskelzittern
ab 50 mg/kg KG	Narkose	passagere Bewusstlosigkeit, Atemdepression, Muskelkrämpfe
> 60 mg/kg KG	Koma	Bewusstlosigkeit, Hypothermie, Tod
nach Heppner 2011		

Notfalltherapie

Die Notfalltherapie bei einer GHB-Intoxikation besteht in der engmaschigen Überwachung der Vitalparameter und Behandlung der unspezifischen Symptome.

9.4.4.5 Methamphetamin (Crystal Meth, Speed)

Methamphetamine unterdrücken Hunger, Durst und Müdigkeit, haben anregende und aufputschende Wirkung, steigern das Selbstvertrauen, den Rede- und Bewegungsdrang, vermindern das Schmerzempfinden und steigern das sexuelle Verlangen.

Symptome

Hauptsymptome einer Methamphetamin-Intoxikation sind:

- Schwitzen, Hyperthermie
- Mydriasis, Mundtrockenheit
- Schwindel, Zittern, erhöhte Krampfbereitschaft
- tachykarde Rhythmusstörungen, hypertensive Krise, Angina pectoris-Symptomatik, Myokardinfarkt, plötzlicher Blutdruckabfall
- Angst, Wahnvorstellungen
- Lähmungserscheinungen
- Bewusstlosigkeit, Tod.

Notfalltherapie

Die Notfalltherapie bei einer Methamphetamin-Intoxikation besteht in der

- Überwachung der vitalen Parameter
- Sedierung mit Diazepam 5–10 mg i. v., ggf. Haloperidol 5 mg i. v.
- β-Blocker bei tachykarden Rhythmusstörungen
- bei hypertensiver Krise: Clonidingabe.

9.4.4.6 Kokain (Crak)

Kokain wirkt aufputschend, erzeugt allgemeines Wohlbefinden, ist euphorisierend und vigilanzsteigernd und führt zu überhöhtem Selbstvertrauen.

Symptome

Hauptsymptom einer Kokain-Intoxikation ist das sympathomimetische Syndrom mit

- Fieber, Hyperthermie
- Herzrhythmusstörungen, Vasokonstriktion, hypertensive Krise
- Rhabdomyolyse, Myopathien
- Angst, Unruhe, Erregung, Distanzlosigkeit, Streitlust, Aggressivität, gesteigerte Libido, Hypervigilanz und Verwirrtheit.

Typisch ist die **Trias**:

- Mydiasis
- kardiovakuläre Sensationen (Hypertonie, Tachykardie, Koronarspasmen, Kammerflimmern)
- neurologische Störungen (Kopfschmerzen, epileptische Anfälle, Bewusstseinsstörungen bis Bewusstlosigkeit)

Notfalltherapie

Die Notfalltherapie besteht in der

- Blutdrucksenkung
- Sedierung bei Unruhe, Angst und Panikzuständen
- Krampfdurchbrechung mit Benzodiazepinen (Diazepam 10–20 mg)
- bei Rhythmusstörungen Magnesiumsulfat 1–2 g i. v. evtl. wiederholend
- Hyperthermiebehandlung mit physikalischen Maßnahmen, ggf. Paracetamol 2 g i. v.

9.4.5 Designerdrogen

Bei den Designerdrogen unterscheidet man nachfolgende Gruppen:

- Prodine: schwebähnliche Glückszustände
- Fentanyle: Euphorie, Antriebssteigerung, bei Überdosierung Atemlähmung
- Phencyclidine: („monkey tranquilizer") Enthemmung, Konzentrationsstörungen, Dyskinesien, Psychosen, quantitative Bewusstseinsstörung
- Tryptamine: Euphorie, sympathomimetisches Syndrom, Mydiasis
- Ectasy: stimmungsaufhellend, antriebssteigernd, kontaktbezogen und beziehungsharmonisch, Hyperthermie

9.4.5.1 Legal Highs („Badesalze, Kräutermischungen")

Bei den „Legal Highs" handelt es sich um synthetische Cathinone mit dem Hauptbestandteil Mephedron. Sie wirken aufputschend, halluzinogen und aber auch beruhigend.

Symptome

Hauptsymptome einer Intoxikation mit Legal Highs sind:

- Euphorie, gesteigerte Wachheit und Aufmerksamkeit
- Appetitlosigkeit
- erhöhtes Redebedürfnis, Schlaflosigkeit, Mobilisierung von Kraftreserven
- Mydriasis
- Tachykardie, Schwitzen, Mundtrockenheit
- Reizung des oberen Rachenbereiches
- Kopfschmerzen, Übelkeit, Muskelkrämpfe
- kann zu erhöhter Aggressivität führen, Angstzustände, Wahnvorstellungen, Psychose, Bewusstseinsstörungen

Notfalltherapie

Bei einer Legal Highs-Intoxikation besteht die Basistherapie im Notfall in der Behebung vitaler Funktionsstörungen und Korrektur von Organfunktionsstörungen.

Symptomatische Maßnahmen sind:

- Gabe von Neuroleptika bei Halluzinationen und psychotischen Störungen
- bei starker Erregung und massiver ängstlicher Unruhe: Benzodiazepine

9.4.5.2 Ketamin („Special K, Vitamin K")

Ketamine wirken geringgradig euphorisierend.

Symptome

Symptome einer Intoxikation mit Ketaminen sind sympathomimetisch, d.h. erhöhter Speichelfluss, Halluzinationen, Bewusstseinsstörung, und als Komafolge kann es zu Aspiration und Asphyxie kommen.

Notfalltherapie

Die Notfalltherapie besteht in der Überwachung und evtl. Sedierung mit Benzodiazepinen.

9.4.5.3 Schnüffelstoffe – organische Lösungsmittel, halogenierte Kohlenwasserstoffe (Kleb-, Lack- und Verdünnungsmittel)

„Schnüffelstoffe" ist der Sammelbegriff für Substanzen, die beim Inhalieren eine halluzinogene Wirkung entfalten können.

Symptome

Symptome einer Schnüffelstoff-Intoxikation sind:

- Rausch, Euphorie, Schwerelosigkeit, Halluzinationen, Psychose, kognitive Defizite
- Übelkeit und Erbrechen
- Krämpfe
- evtl. Rhythmusstörungen
- Bewusstseinsstörungen, Atemdepression.

Die Inhalation von Benzin kann zu Blei-Enzephalopathie mit Hirnödem führen.

Bei Einatmung kalter Gase aus Kompressionsflaschen kann infolge des starken Vagusreizes ein Kreislaufstillstand auftreten.

Beim Propangasschnüffeln können versehentlich Explosionen ausgelöst werden.

Sogenannte „Poppers" (Amylnitrit, Butylnitrit, Isobutlylnitrit) aus Patronen für Haushaltsgeräte haben eine stark gefäßerweiternde Wirkung, führen zu einer Intensivierung von Empfindungen, haben aphrodisierende und schmerzhemmende Wirkung. Sie können außerdem Schwindel, Kopfschmerzen und Sehstörungen sowie Bewusstseinsstörungen, epileptische Anfälle und toxische kardiale Komplikationen auslösen.

Notfalltherapie

Im Notfall therapiert man bei einer Schnüffelstoff-Intoxikation symptomatisch, besonders wichtig ist die Sicherung der Atemwege und Zufuhr von Frischluft.

Tab. 9.5 Überblick über Toxin, Hauptsymptom und dazugehöriger Erstmaßnahme

Noxe	Symptome	Antidot/Maßnahmen
Alkaloide (Tollkirsche, Stechapfel, Alraune), Atropin, Nikotin	Rötung der Haut, Hyperthermie, Blasenbildung, evtl. Nekrosen, Tachykardie, Übelkeit, Erbrechen, Kopfschmerz, Diarrhoe, Krämpfe, Koliken, Hämaturie, Atemlähmung	Frischluft, O_2-Gabe, Überwachung, Diazepam, Physostigminsalicylat (Anticholinum® Amp. 0,03 mg/kg)
Alkohol	• Erregungsstadium (Stadium I): 1–2 Promille • Schlafstadium (Stadium II): 2–2,5 Promille • Bewusstseinsverlust (Stadium III): 2,5–4 Promille • Atemstillstand (Stadium IV): über 4 Promille	• Stadium I–II: bei Agitation Sedierung (Haldol® 5 mg. i. v.), Infusion (Ringer-Laktat 500 ml), ggf. O_2-Gabe, ggf. Schutz vor Auskühlung • Stadium III: wie bei Stadium I und II, ggf. zusätzl. Lasix® 20–40 mg i. v., ggf. 30–50 ml Glukose 40 % i. v., ggf. Anticholium® 1 Amp. i. v. • Stadium III und IV: zusätzlich Intubation, Beatmung, Volumenersatz (HAES®6 % 500–1000 ml)

Tab. 9.5 Überblick über Toxin, Hauptsymptom und dazugehöriger Erstmaßnahme *(Forts.)*

Noxe	Symptome	Antidot/Maßnahmen
Alkylphosphate (Nervenkampfstoffe), Pflanzenschutzmittel (bspw. E 605), Parasympathomimetika (Physostigminüberdosierung)	Bradykardie, Miosis, Bronchospasmus	Atropinum sulf. (1-2 mg/kg i. v.) initial 2–5 ml
Amphetamine	Hypertonie, Bradykardie, Tachyarrhythmien, Schwitzen, Hyperthermie, Tremor, Mundtrockenheit, zentrale Krämpfe, Angst, Aggressivität, Hypervigilanz, Atemdepression, akutes Kreislauf- und Nierenversagen *(siehe auch Tab. 9.2 Vergiftungsgrade nach Amphetamineinnahme)*	Vitalparameter überwachen, Flüssigkeitssubstitution bei Angst, Psychose: Diazepam 5–10 mg i. v., ggf. Haldol® 5 mg. i. v. Kühlung, ggf. Anticholium® 1 Amp. i. v. β-Blocker bei Tachyarrhythmien α-Rezeptorenblocker (Urapidil, Clonidin) bei hypertensiver Krise

Tab. 9.5 Überblick über Toxin, Hauptsymptom und dazugehöriger Erstmaßnahme *(Forts.)*

Noxe	Symptome	Antidot/Maßnahmen
Benzodiazepine/ Schlafmittel	verwaschene Sprache, Doppelbilder, Koordinationsstörungen, Kopfschmerzen, Übelkeit Ataxie, Hypo-, Areflexie, Hypotonie, Stupor, Somnolenz, Atemdepression, Koma	Überwachung, Flumazenil (Anexate® 0,1–0,2 mg/Min. i. v. bis zur Gesamtdosis von 1 mg; übliche Dosis: 0,3–0,6 mg)
CO_2-Vergiftung (Kohlendioxidvergiftung)	Schwindel, Dyspnoe, Atemlähmung	Frischluft, Beatmung
CO-Vergiftung (Kohlenmonoxidvergiftung)	Schwindel, Bewusstseinsstörung, Krämpfe, Atemlähmung, rosige Haut	Beatmung mit 100 % O_2
Cyanidvergiftungen (HCN, Blausäure)	Bittermandelgeruch, „innere Erstickung", zerebrale Krämpfe	Dimethylaminophenol (4-DMAP® Amp. 3–4 mg/kg i. v.)
Digitalis	Herzrhythmusstörungen, ggf. AV-Block, Verwirrtheit, Halluzinationen, Krämpfe, Parästhesien, Übelkeit, Erbrechen, Diarrhö	Antiarrhythmika, ggf. Intubation, Defibrillation, Reanimation; Digitalis-Antidot (Digibind®, DigiFab®)

Tab. 9.5 Überblick über Toxin, Hauptsymptom und dazugehöriger Erstmaßnahme *(Forts.)*

Noxe	Symptome	Antidot/Maßnahmen
Gamma-Hydroxybuttersäure, GHB (Liquid LSD, K.o.-Tropfen, Ecstasy, Molly)	Enthemmung, Euphorie, Übelkeit, Erbrechen, Hypotonie, HRS, Koma, Halluzinationen, Muskelzittern, -krämpfe, Atemdepression, Bewusstlosigkeit, Hypothermie *(siehe auch Tab. 9.3 Dosisabhängige Symptome bei GHB-Intoxikationen)* bei Ecstasy: Tachykardie, Hyperthermie, Dehydrierung, Krämpfe, HRS, Atemdepression	Überwachung, ggf. Diazepam, Antiarrhythmika Rehydrierung, Kühlung (ggf. Paracetamol 2 g i. v.), Midazolam, Antiarrhythmika

Tab. 9.5 Überblick über Toxin, Hauptsymptom und dazugehöriger Erstmaßnahme *(Forts.)*

Noxe	Symptome	Antidot/Maßnahmen
Cannabinoide/Cannabis „Psychodelika" (LSD, Haschisch, Marihuana, Spice)	Intensivierung optischer und akustischer Reize (Hyperakusis), Tachykardie, Hypotonie Hypothermie, Konjuktivitis, Nasensekretion, Mundtrockenheit, Derealisations- und Depersonalisationserleben, Panikattacken, Halluzinationen (Horrortrip), paranoide und manische Zustände, Krämpfe, Delirium, Kollaps bei LSD: Mydriasis	Reizabschirmung bei psychotischem Zustand: Diazepam 5–10 mg i. v. bei schwerer Erregung: Diazepam 10–20 mg i. v.
Ketamine (K, Kate, Kitty, Vitamin K, Strawberry K)	geringgradig euphorisierend, Halluzinationen (Horrortrip), Übelkeit, Erbrechen, Hypertonie, Tachykardie, erhöhter Speichelfluss, erhöhter Augen- und Hirndruck, Koma (Aspiration, Asphyxie)	Überwachung, ggf., Sedierung (Midazolam 3–5 mg i. v.)

Tab. 9.5 Überblick über Toxin, Hauptsymptom und dazugehöriger Erstmaßnahme *(Forts.)*

Noxe	Symptome	Antidot/Maßnahmen
Kokain (Crak)	Hyperthermie, HRS, hypertensive Krise, Kammerflimmern, Rhabdomyolyse, Myopathien, Angst, Unruhe, Erregung, Distanzlosigkeit, Streitlust, Aggressivität, gesteigerte Libido, Mydriasis, Kopfschmerzen, epileptische Anfälle, Bewusstlosigkeit	RR-Senkung, Sedierung bei Unruhe, Angst, Panik (Diazepam 5–10 mg i. v., ggf. Haldol® 5 mg. i. v.) Krampfdurchbrechung: Diazepam 10–20 mg i. v. bei Rhythmusstörungen: Magnesiumsulfat 1–2 mg i. v., evtl. wiederholen Kühlung, ggf. Paracetamol 2 g i. v.
Mephedron „Legal Highs" (Badesalze, Kräutermischungen)	Euphorie, gesteigerte Wachheit und Aufmerksamkeit, Appetitlosigkeit, erhöhtes Redebedürfnis, Schlaflosigkeit, Mydriasis, Tachykardie, Schwitzen, Mundtrockenheit, Reizung oberer Rachenbereich, Kopfschmerz, Übelkeit, Muskelkrämpfe, Aggressivität, Angst, Wahnvorstellungen, Psychose, Bewusstseinsstörungen	Überwachung der Vitalparameter bei Halluzinationen und Psychosen: Neuroleptika bei schwerer Erregung: Diazepam 10–20 mg i. v.

Tab. 9.5 Überblick über Toxin, Hauptsymptom und dazugehöriger Erstmaßnahme *(Forts.)*

Noxe	Symptome	Antidot/Maßnahmen
Methamphetamine (Crystal Meth, Speed, Pep)	Schwitzen, Hyperthermie, Mydriasis, Mundtrockenheit, Zittern, Krampfbereitschaft erhöht, Hypertonie, Bradykardie, Tachyarrhythmien, HI, plötzlicher RR-Abfall, Angst, Wahnvorstellungen, Lähmungserscheinungen, Bewusstlosigkeit	Vitalparameter überwachen, Flüssigkeitssubstitution bei Angst, Psychose: Midazolam 3–5 mg i. v., ggf. Haldol® 5 mg. i. v. Kühlung, ggf. Paracetamol 2 g i. v. ggf. Anticholium® 1 Amp. i. v. β-Blocker bei Tachyarrhythmien α-Rezeptorenblocker (Urapidil, Clonidin) bei hypertensiver Krise
Opiate (Heroin, Codein, Methadon)	psychomotorische Verlangsamung, Analgesie, Bewusstseinseintrübung, Atemdepression bis Apnoe, Miosis, Übelkeit, Erbrechen, Obstipation, niedrige Körpertemperatur, trockene kalte Haut, Harnverhalt, akutes Nierenversagen durch Rhabdomyolyse, Koma bei Heroin: Lungenödem	Überwachung, bei Atemlähmung: Beatmung oder Naloxon (titrierend ½–1 Amp. i. v., ggf. Ringer-Acetat 500 ml evtl. (da Naloxon kürzer wirkt als Opiate) zusätzlich 0,2 mg Naloxon i. m.

Tab. 9.5 Überblick über Toxin, Hauptsymptom und dazugehöriger Erstmaßnahme *(Forts.)*

Noxe	Symptome	Antidot/Maßnahmen
Opioide (= synthetische Opiate, Tramadol)	psychomotorische Verlangsamung, Analgesie, Bewusstseinseintrübung, Atemdepression bis Apnoe, Miosis, Übelkeit, Erbrechen, Obstipation, niedrige Körpertemperatur, trockene kalte Haut, Harnverhalt, akutes Nierenversagen durch Rhabdomyolyse, Krämpfe , Koma	Überwachung, Diazepam (z. B. Valium® 10–20 mg i. v.), Naloxon (Narcanti® 1 Amp. 0,4 mg i. v. fraktioniert alle 5–10 Min.)
Paracetamol	Leberschädigung, Krämpfe, Kollaps, hämolytische Anämie	Überwachung, Acetylcystein (ACC® 150 mg/kg KG)
Phencyclidin (angel dust)	Tachykardie, Hypertonie, Krämpfe, Koma, Miosis, Nystagmus	Überwachung, Midazolam

Tab. 9.5 Überblick über Toxin, Hauptsymptom und dazugehöriger Erstmaßnahme *(Forts.)*

Noxe	Symptome	Antidot/Maßnahmen
Psilocybin, Pilze (magic mushroom)	Euphorie, gesteigerte Wachheit und Aufmerksamkeit, unkontrolliertes Gelächter, Freude, veränderte visuelle Wahrnehmung, Schwindel, Übelkeit, Erbrechen und Panikattacken, Krämpfe	Überwachung, Midazolam
Reizgasinhalation, Säuren- oder Laugenverletzungen in Mund/Rachen	lokale Reizerscheinungen, Atemnot, toxisches Lungenödem	Inhalation von β_2-Agonisten z. B. Salbutamol, Dexamethason i. v., Sauerstoff

Tab. 9.5 Überblick über Toxin, Hauptsymptom und dazugehöriger Erstmaßnahme *(Forts.)*

Noxe	Symptome	Antidot/Maßnahmen
Schnüffelstoffe (Kleb-, Lack-, Verdünnungsmittel)	Rausch, Euphorie, Schwerelosigkeit, Halluzinationen, Psychose, kognitive Defizite, Übelkeit, Erbrechen, Krämpfe, HRS, Bewusstseinsstörungen, Atemdepression Inhalation von Benzin: Blei-Enzephalopathie mit Hirnödem Einatmung kalter Gase (Kompressionsflaschen): Herzstillstand durch starken Vagusreiz Poppers (Gase aus Patronen von Haushaltsgeräten): stark gefäßerweiternd, Empfindungsintensivierung, aphrodisierend, schmerzhemmend, Schwindel, Kopfschmerzen, Seh- und Bewusstseinsstörungen, epileptische Anfälle, toxische kardiale Komplikationen	Sicherung der Atemwege, Zufuhr von Frischluft

Tab. 9.5 Überblick über Toxin, Hauptsymptom und dazugehöriger Erstmaßnahme *(Forts.)*

Noxe	Symptome	Antidot/Maßnahmen
Waschmittel, Vergiftung mit schaumbildenden Substanzen		Dimethicon-Siliciumdioxid (Sab Simplex® 1 ml (= 25 Trpf., 70 ml bei Erwachsenen, 20 ml bei Kindern oral)

Da in der Notfallmedizin/im Notfalleinsatz **der alkoholisierte Patient** besonders häufig vorkommt, sind in der nachfolgenden Tabelle 9.3 die wichtigsten Informationen – auch juristisch notwendige Kenntnisse für den Arzt – aufgeführt.

Tab. 9.6 Notfallplan „Alkoholisierter Patient“

Einteilung	Alkoholmenge	Klinik	Komplikationen	Therapie
Stadium I Erregungs-stadium	ca. 0.8 – 1.2 ‰ 2 Gläser Bier entsprechen ca. 0,37 ‰ oder 2 Gläser Wein entsprechen ca. 0,39 ‰ 5 Gläser Bier entsprechen ca. 1,07 ‰ oder 4 Gläser Wein entsprechen ca. 0,88 ‰	• Reaktionszeit ↑ • Enthemmung • Schmerzempfindung ↓ • undeutliche Sprache • Redseligkeit • unsicherer Gang • gerötete Augen • gerötetes Gesicht • Heißhunger (Blutzuckerabfall)	Verlegung der Atemwege: Aspiration von Mageninhalt Unterkühlung (Dilatation der Blutgefäße) Hypoglykämie (Blockierung des Glykogenabbaus)	**Grundsätzlich:** • Patient beruhigen • beengte Kleidung öffnen • Patient zudecken (Schutz vor Auskühlung) • vor Stürzen schützen (hinsetzen) **Lagerung:** • erhöhter Oberkörper • bei Bewusstlosigkeit: stabile Seitenlage **Vitalzeichenkontrolle:** engmaschig **Zusatzmaßnahmen:** Sauerstoffgabe i.v.- Zugang **Medikamente:** • bei Agitation Sedierung (Haldol® 5 mg. i.v.) • Infusion (Ringer-Acetat 500 ml)

Tab. 9.6 Notfallplan „Alkoholisierter Patient" *(Forts.)*

Einteilung	Alkoholmenge	Klinik	Komplikationen	Therapie
Stadium II Schlaf-stadium	2–2,5–3 ‰	• Sprachschwierigkeiten • Sehstörung • Miosis • Muskeltonus ↓ • Erbrechen • Amnesie („Filmriss") • Reizbarkeit • Aggressivität • Ataxie		
Stadium III Bewusst-seinsverlust	2,5–4 ‰	• Schock • Mydriasis • Bewusstlosigkeit • Stuhl-/Harnabgang • Schmerzreizreaktion ↓ • Aspirationsgefahr • Unterkühlung • ggf. Krampfanfall		• wie bei Stadium I und II • ggf. 30–50 ml Glukose 40 % i.v. • ggf. Anticholium® 1 Amp. i.v. • ggf. Intubation, Beatmung, Volumenersatz

Tab. 9.6 Notfallplan „Alkoholisierter Patient“ *(Forts.)*

Einteilung	Alkoholmenge	Klinik	Komplikationen	Therapie
Stadium IV Atemstillstand	> 4 Promille 6–8 Promille sind meist tödlich	• Atmung ↓ • lichtstarre, weite Pupillen • Herz-Kreislaufversagen • keine Schutzreflexe • Auskühlung • Koma		• wie bei Stadium III • zusätzlich Intubation, Beatmung • Volumenersatz (Ringer-Acetat 500–1000 ml)

Alkoholisierte Personen sind immer als Risikopatienten zu betrachten!

Alkoholisierte Personen mit Verletzungen sind als Hochrisikopatienten zu betrachten!

Tab. 9.6 Notfallplan „Alkoholisierter Patient“ *(Forts.)*

Zustand des Patienten		Maßnahme
deutlich alkoholisierter/intoxikierter, noch kooperativer Patient	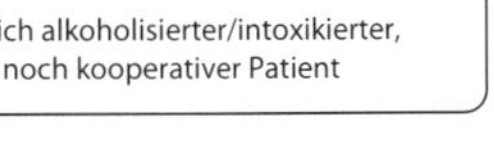	Notarzt entscheidet, ob aus medizinischen Gründen eine Einweisung zur medizinischen Versorgung notwendig ist. Meistens ist dies – insbesondere bei vorliegenden Verletzungen (bspw. Sturz) – ratsam.
deutlich alkoholisierter/intoxikierter, verletzter Patient, der nicht voll orientiert ist	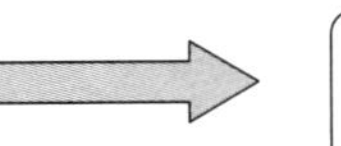	Einweisung zur medizinischen Versorgung und Überwachung
deutlich alkoholisierter/intoxikierter, verletzter Patient, der nicht kooperativ ist und sich gegen eine Einweisung wehrt 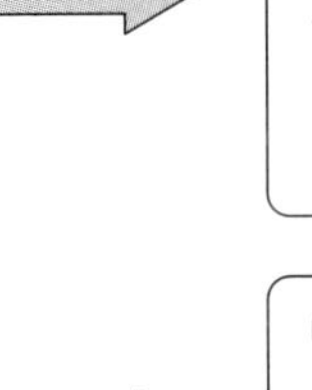	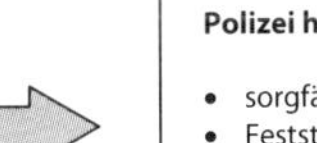	Patient muss überzeugt werden, mitzufahren unter genauer Darstellung seiner etwaigen Verletzung und der Gefahr durch Verletzung und Intoxikation (Aufklärung): • „Sie wurden am Kopf/Brustkorb/Bauch … verletzt. • Ich kann die Verletzungsschwere hier nicht ausreichend beurteilen, daher rate ich Ihnen dringend mit uns in ein Krankenhaus zu fahren. • Mögliche Folgen sind Hirnblutung/Lungenverletzungen/Blutungen in den Bauchraum/schwere Behinderung/Verbluten/und Tod ….“
bei dennoch bestehender Einweisungs- und Behandlungsablehnung des Patienten – d. h. keine Überzeugung gelungen, aber bei vermuteter nicht bestehender Geschäftsfähigkeit oder bei Selbst-und Fremdgefährdung	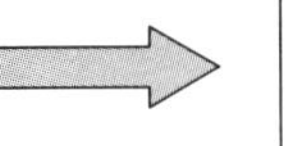	**Polizei hinzuziehen** → und • sorgfältige Dokumentation der Aufklärung • Feststellung, dass nach Meinung aller Anwesenden der Patient nicht geschäftsfähig ist • diese schriftliche Dokumentation von Zeugen (evtl. auch den Polizisten) unterschreiben lassen

10 Leitsymptom Atemnot

Atemnot ist ein subjektives Gefühl von Luftnot, das kaum quantifiziert werden kann, sich aber auch objektiv durch Dyspnoe, Zyanose, in- und exspiratorische Atemgeräusche kennzeichnen kann. Weitere uncharakteristische Zeichen eines daraus resultierenden Sauerstoffmangels sind Tachykardie/Bradykardie, motorische Unruhe und Verwirrtheit.

Unterschieden werden die **akute** und die **chronische Atemnot** *(siehe Tab. 10.1)*.

Für die akute Atemnot sprechen Fremdkörperaspiration, Verletzungen von Trachea und Kehlkopf, sowie ein allergisches bzw. toxisch bedingtes Ödem (z. B. nach Insektenstich). Bei entzündlichen Schwellungszuständen von Larynx oder Trachea entwickelt sich die Atemnot meist innerhalb einiger Stunden. Die langsam (über Wochen oder Monate) zunehmende Dyspnoe, die aber auch plötzlich dekompensieren kann, ist typisch für kardiale und maligne Erkrankungen (Brunner et al. 2013).

Die Therapie richtet sich nach möglicherweise erkennbaren Ursachen; sonst beschränkt sie sich auf Basismaßnahmen wie Freimachen und Freihalten der Atemwege und Lagerung mit erhöhtem Oberkörper sowie klinische Abklärung der möglichen Ursachen.

Tab. 10.1 Ursachen akute vs. chronische Atemnot

	Ursachen
Akute Atemnot	• Fremdkörperaspiration • Verletzungen von Trachea und Kehlkopf • allergisches bzw. toxisch bedingtes Ödem (z. B. nach Insektenstich)
Chronische Atemnot	• kardiale Erkrankungen • maligne Erkrankungen

10.1 Typische Befunde bei Erkrankungen mit Atemnot

10.1.1 Asthmaanfall

Es finden sich beim Asthmaanfall typischerweise folgende Symptome:

- exspiratorisches Giemen und Brummen
- bei schwerer Obstruktion „silent chest"
- Einsatz der Atemhilfsmuskulatur
- trockener unproduktiver Husten
- Einziehung der Interkostalmuskulatur
- Tachypnoe
- Tachykardie, evtl. obere Einflussstauung.

10.1.1.1 Therapie

Die medikamentöse Therapie beim Asthmaanfall richtet sich nach Intensität der ursprünglichen Obstruktion (Asthma Guidlines 2010), daneben Oberkörper-Hochlagerung *(siehe Abb. 10.1)*.

- Inhalation von β_1-Mimetika z. B. 2–4 Hübe Salbutamol oder/und Fenoterol-Spray oder subkutan Terbutalin (Bricanyl® 0,5 mg) oder i. v. Reproterol (Bronchospasmin® 1–2 Ampullen)
- Kortikosteroide (z. B. Prednisolon 50–100 mg i. v.)
- evtl. Sedierung mit Promethazin (z. B. Atosil® 25 mg).

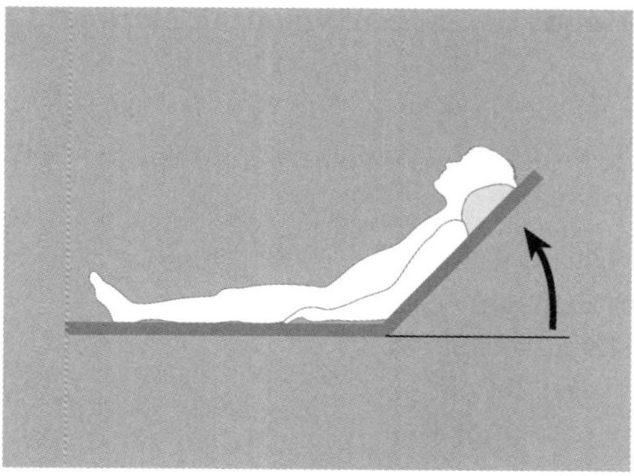

Abb. 10.1 Lagerung bei Atemnot

Bei lebensbedrohlicher Atemnot wird der Notarzt eine Narkose mit Intubation einleiten.

10.1.2 Fremdkörperaspiration

Bei der Fremdkörperaspiration finden sich typischerweise folgende Symptome:

- inspiratorischer Stridor als Folge der Stenose
- Atemfrequenz verlangsamt
- rezidivierende Hustenanfälle.

10.1.2.1 Therapie

Der Ablauf der Therapie bei Fremdkörperaspiration sieht wie folgt aus:

- Anregen zum Husten
- Versuch der Entfernung des Fremdkörpers durch 5 kräftige Schläge zwischen die Schulterblätter in Kopf-Tief-Lage
- bei Erfolgslosigkeit Thoraxkompressionen und Reanimation.

Bei primärem komplikationslosem Entfernen des Fremdkörpers ist eine Klinikeinweisung nicht erforderlich. Ansonsten sollte aber eine Kontrollinspektion durch den Facharzt erfolgen.

10.1.3 Kardiale Insuffizienz (Asthma cardiale)

Bei der kardialen Insuffizienz steht anfänglich eine Bronchospastik im Vordergrund, gefolgt von feuchten Rasselgeräuschen bis zum brodelnden Lungenödem als Ausdruck der Dekompensation einer chronischen Herzinsuffizienz.

Eine Senkung der Vorlast und evtl. der Nachlast kann durch die Lagerung des Oberkörpers nach oben und der Beine tief bzw. herabhängend *(siehe Abb. 10.2)* sowie bei hyper- oder normotensivem Blutdruck durch die Gabe von Glyzerotrinitrat (0,4–0,8 mg per inhalationem) erreicht werden.

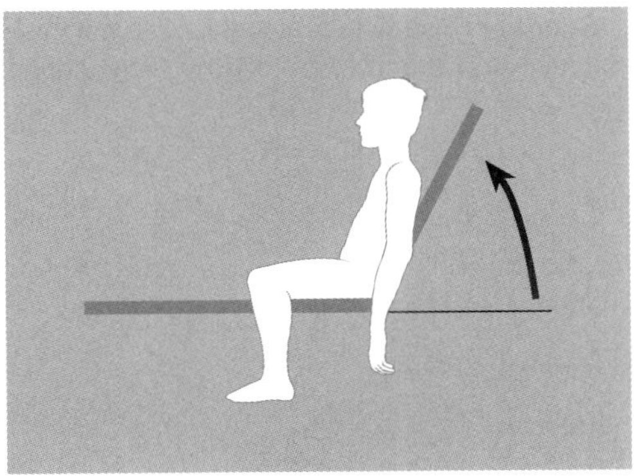

Abb. 10.2 Lagerung bei kardialer Insuffizienz

Weitere therapeutische Maßnahmen – neben der O_2-Gabe – erfordern einen intravenösen Zugang und ein entsprechendes kardiales Monitoring:

- bei Hypertonie Urapidil (Ebrantril®) fraktioniert
- bei Hypotonie Noradrenalin (Arterenol® 0,1–0,5 mg fraktioniert i. v.), Morphin (1–3 mg fraktioniert i. v.) und
- bei Rhythmusstörungen sollte eine symptomatische Therapie durch den Notarzt durchgeführt werden.

10.1.4 Exazerbierte COPD

Eine vorbestehende chronisch-obstruktive Lungenerkrankung kann trotz ihres chronischen Charakters insbesondere bei einem additiven viralen oder bakteriellen Atemwegsinfekt exazerbieren und damit zum Notfall werden.

Die Abgrenzung zum akuten Asthmaanfall ist die über Stunden zunehmende Intensivierung der Erkrankungen mit vermehrter Sputumproduktion mit Verfärbung und Zeichen einer Rechtsherzinsuffizienz (Beinödeme, Lungenödem) und evtl. Fieber.

Die Akuttherapie ist analog zur Therapie des Asthmaanfalls mit inhalativen Parasympatholytika und Bronchspasmolytika *(siehe Kapitel 10.1.1 „Asthmaanfall")*.

10.1.5 Pneumonie

Eine Pneumonie kann auch bei einer gewissen Indolenz des Erkrankten Ursache einer zunehmenden Atemnot sein.

Typische Zeichen der Erkrankungen sind

- Fieber evtl. mit Schüttelfrost
- Husten meist mit Auswurf
- evtl. Thoraxschmerzen durch eine Begleitpleuritis.

Eine stationäre Einweisung ist nur bei schwersten Verlaufsformen erforderlich. Ansonsten kann die erforderliche Antibiotika-Therapie ambulant durch den Hausarzt durchgeführt werden.

10.1.6 **Allergische Reaktion** *(siehe auch Kapitel 5.4 „Anaphylaktischer Schock)*

Die allergische Reaktion wird in verschiedene Stadien eingeteilt, wobei neben Hautreaktionen zusätzlich im Stadium II und III eine kardiale, gastrointestinale und zerebrale Symptomatik beteiligt sein kann.

Durch Mediatorenfreisetzung kommt es zum Bronchospasmus und Ödem der oberen Luftwege. Die Atemnot resultiert daneben aus dem laryngealen Ödem mit der Obstruktion der oberen Atemwege.

Die Basismaßnahmen beginnen mit der Gabe von Sauerstoff zur Verbesserung der Oxygenierung und der Inhalation von Adrenalin (Liebermann et al. 2010). Der Oberkörper wird bei noch ausreichenden Kreislaufverhältnissen hoch gelagert. Günstig ist der frühzeitige Beginn einer Infusionstherapie mit kristalloiden Lösungen.

Nachdem eine Aggravierung nicht sicher beurteilt werden kann und eine Weiterentwicklung bis zum Stadium IV möglich ist, sollte in jedem Fall die weitere Therapie dem Notarzt und das weitere Monitoring in seine Entscheidung übertragen werden.

10.1.7 **Hyperventilation**

Meist handelt es sich bei der Hyperventilation um eine Zunahme der Atemfrequenz ohne organische, sondern meist psychische Ursache(n). So können Angst, Stress und Konflikte ein Hyperventilationssyndrom auslösen.

Die Erhöhung der Atemfrequenz führt zu einer Verminderung des $PaCO_2$ mit einer konsekutiven respiratorischen Alkalose und erhöhter Eiweißbindung des freien Kalziums (relative Hypokalzämie), die zu den typischen Parästhesien und Missempfindungen führt.

Kennzeichen sind

- Atemnot
- thorakale Schmerzen oder Druckgefühl
- Herzrasen, Tachykardie und
- pectanginöse Beschwerden.

Typisch sind

- Sensibilitätsstörungen
- als Ausdruck der erhöhten Kontraktilität der Muskulatur an den Armen, die Pfötchenstellung
- an den Beinen Karpopedalspasmen
- periorale Muskelkrämpfe (Karpfenmaul) sowie
- ein Pelzigkeitsgefühl.

Nach Ausschluss einer organischen Ursache steht die Beruhigung des Patienten im Vordergrund. Hierzu sollte man ihn auffordern, langsam zu atmen und zeitweise die Luft anzuhalten. Eine Rückatmung in eine Tüte zur Kompensation der respiratorischen Alkalose erübrigt eine medikamentöse Therapie und die Alarmierung des Rettungsdienstes. Die Verbringung an einen ruhigen Ort und damit die Vermeidung exogener Reize kann ein Übriges tun. Nur bei einer Therapieresistenz besteht die Notwendigkeit der Einbeziehung des Rettungsdienstes.

10.1.8 Verletzung von Kehlkopf und Trachea

Bei der Verletzung von Kehlkopf und Trachea haben die Sicherung und Stabilisierung der Atemwege absolute Priorität.

Eventuell kann durch Lagerung des Kopfes eine ausreichende Atmung erreicht werden. Die Gabe eines Kortikoids (Dosierung 3–5 mg/kg KG i. v.) kann ein weiteres Anschwellen des Larynx verhindern.

Bei ausgedehnten Kehlkopfverletzungen kann der Notarzt eine Intubation versuchen oder bei rasch progredienter Dyspnoe als ultima ratio eine **Notkoniotomie** durchführen (Brunner et al. 2013).

10.1.8.1 Vorgehen bei der Notkoniotomie

Der Kopf des Patienten wird rekliniert und das Ligamentum cricothyroideum zwischen Schild- und Ringknorpel ertastet. Die Haut wird gespannt, der Schnitt ca. 2 cm längs ausgeführt und mittels einer

Schere leicht gespreizt. Danach wird das Ligamentum cricothyroideum quer inzisiert und ein kleiner Tubus (geringer Innendurchmesser) eingeführt, geblockt und der Patient anschließend sofort beatmet.

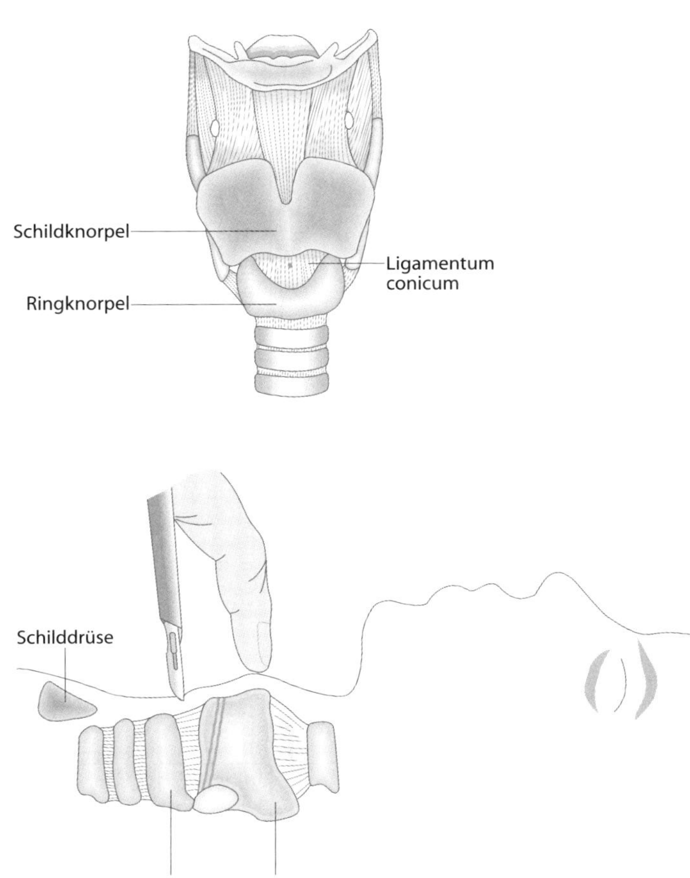

Abb. 10.3 Notkoniotomie

Tab. 10.2 Übersicht Erkrankungen mit Atemnot

Erkrankung	Symptome	Therapie
Asthmaanfall	• exspiratorisches Giemen und Brummen • bei schwerer Obstruktion „silent chest“ • Einsatz der Atemhilfsmuskulatur • trockener unproduktiver Husten • Einziehung der Interkostalmuskulatur • Tachypnoe • Tachykardie • evtl. oberer Einflussstauung	• Inhalation von β_1-Mimetika z. B. 2–4 Hübe Salbutamol oder/und Fenoterol-Spray oder subkutan Terbutalin (Bricanyl® 0,5 mg) oder i. v. Reproterol (Bronchospasmin® 1–2 Ampullen) • Kortikosteroide (z. B. Prednisolon 50–100 mg i. v.) • evtl. Sedierung mit Promethazin (z. B. Atosil® 25 mg) • bei lebensbedrohlicher Atemnot Narkose mit Intubation
Fremdkörper-aspiration	• inspiratorischer Stridor • Atemfrequenz verlangsamt • rezidivierende Hustenanfälle	• Anregen zum Husten • Entfernung des Fremdkörpers durch 5 kräftige Schläge zwischen die Schulterblätter in Kopf-Tief-Lage • bei Erfolgslosigkeit Thoraxkompressionen und Reanimation

Tab. 10.2 Übersicht Erkrankungen mit Atemnot *(Forts.)*

Erkrankung	Symptome	Therapie
Kardiale Insuffizienz (Asthma cardiale)	• Bronchspastik • feuchte Rasselgeräusche • brodelndes Lungenödem (= Dekompensation der chronischen Herzinsuffizienz)	• Oberkörper hoch, Beine tief • Glyzerotrinitrat (0,4–0,8 mg per inhalationem) • O_2-Gabe • intravenöser Zugang • kardiales Monitoring • bei Hypertonie Urapidil (Ebrantril®) fraktioniert • bei Hypotonie Noradrenalin (Arterenol® 0,1–0,5 mg fraktioniert i. v.) • Morphin (1–3 mg fraktioniert i. v.) • bei Rhythmusstörungen symptomatische Therapie
Exarzerbierte COPD	• die über Stunden zunehmende Atemnot • vermehrte Sputumproduktion mit Verfärbung • Zeichen einer Rechtsherzinsuffizienz (Beinödeme, Lungenödem) • evtl. Fieber	• Akuttherapie analog zur Therapie des Asthmaanfalls (s. o.)

Tab. 10.2 Übersicht Erkrankungen mit Atemnot *(Forts.)*

Erkrankung	Symptome	Therapie
Pneumonie	• Fieber evtl. mit Schüttelfrost • Husten meist mit Auswurf • evtl. Thoraxschmerzen durch Begleitpleuritis	• stationäre Einweisung nur bei schwersten Verlaufsformen erforderlich • meist ambulante Antibiotika-Therapie
Allergische Reaktion	• Stadium 0: lokale Reaktion • Stadium I: Hautreaktion, Unruhe, Kopfschmerzen • Stadium II und III zusätzlich eine kardiale, gastrointestinale und zerebrale Symptomatik, Bronchospasmus und Ödem der oberen Luftwege • Stadium IV: Herz-Kreislauf-Stillstand	• Gabe von Sauerstoff • Inhalation von Adrenalin • Oberkörper hoch lagern • Infusionstherapie mit kristalloiden Lösungen • Monitoring • *(siehe auch Kap. 5.4 „Anaphylaktischer Schock")*

Tab. 10.2 Übersicht Erkrankungen mit Atemnot *(Forts.)*

Erkrankung	Symptome	Therapie
Hyperventilation	• Tachypnoe • Angst, Stress, Konflikte • respiratorische Alkalose • relative Hypokalzämie (Parästhesien und Missempfindungen) • thorakale Schmerzen oder Druckgefühl • Herzrasen, Tachykardie • pectanginöse Beschwerden • Sensibilitätsstörungen • Pfötchenstellung • Karpopedalspasmen, periorale Muskelkrämpfe (Karpfenmaul) • Pelzigkeitsgefühl	• Beruhigung des Patienten • Aufforderung, langsam zu atmen und zeitweise die Luft anzuhalten • Rückatmung in eine Tüte zur Kompensation der respiratorischen Alkalose • Verbringung an einen ruhigen Ort • Vermeidung exogener Reize • bei Therapieresistenz stationäre Aufnahme
Verletzung von Kehlkopf und Trachea		• Sicherung und Stabilisierung der Atemwege • Lagerung des Kopfes für ausreichende Atmung • Gabe eines Kortikoids (Dosierung 3–5 mg/kg KG i. v.) • bei ausgedehnten Kehlkopfverletzungen Intubation • bei rasch progredienter Dyspnoe Notkoniotomie

11 Leitsymptom Akutes Abdomen

Das Krankheitsbild des akuten Abdomen stellt lediglich die Beschreibung eines Zustandes dar, hinter dem sich eine Vielfalt von Erkrankungen verbergen kann.

Hierbei kann es sich um Entzündungen im Bauchraum (z. B. Gastritis, Appendizitis, Cholezystitis, Pankreatitis, Colitis ulcerosa), um spastische Passagestörungen (Gallenkolik, Ureterkolik, Ileus), um eine Peritonitis durch Magen-, Darm- und Gallenblasenperforation, um Austritt von Blut nach Verletzungen der Bauchorgane oder von Magenulzera, um eine extrauterine Gravidität, einen Mesenterialinfarkt oder auch um einen Hinterwandinfarkt handeln (Sefrin u. Schua 2012).

Tab. 11.1 Ursachen und Lokalisationen des akuten Abdomens

Ursache	Häufigkeit, ca. (%)	Lokalisation
Appendizitis	40–54	rechter Unterbauch
Cholezystitis	9–14	rechter Oberbauch
Ileus	4–12	diffus intraabdominell, periumbilikal
Magen-/Duodenalperforation	5–7	linker Oberbauch
Pankreatitis	3–5	periumbilikal, linker Oberbauch
Dünndarmerkrankung	4	diffus intraabdominell, periumbilikal
Divertikulitis	4–6	rechter, linker Unterbauch
Nierenkolik	3–4	rechter Oberbauch
Gynäkologische Erkrankung	3–4	linker, rechter Unterbauch
Aneurysma (Ruptur)	1–3	periumbilikal

Das akute Abdomen wird in mehr als 90% der Fälle durch eine der folgenden Krankheiten ausgelöst:

- Appendizitis (rechter Unterbauch)
- Cholezystitis (rechter Oberbauch)
- Pankreatitis (periumbilikal, linker Oberbauch)
- Divertikulitis (rechter, linker Unterbauch)
- (Magen-)Ulkusperforation (linker Oberbauch)
- Ileus (diffus intraabdominell, periumbilikal)
- Nierenkolik (meist rechter Oberbauch)

Die gemeinsamen Symptome sind Schmerzen – entweder kolikartig, permanent, diffus oder lokal umschrieben, meist mit Übelkeit, Störung der Peristaltik, Meteorismus, Druckschmerzhaftigkeit, Abwehrspannung verbunden. Ein evtl. brettharter Bauch als Zeichen der Peritonitis ist ein weiteres Symptom *(siehe Tab. 11.2)*.

Der Patient versucht die Bauchdecken durch Lagerung mit angezogenen Beinen zu entlasten. Fakultativ können Schocksymptome hinzukommen.

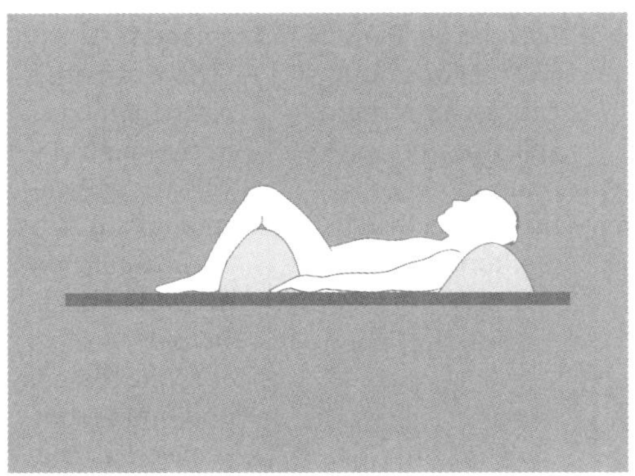

Abb. 11.1 Lagerung beim akuten Abdomen

Das Anlegen eines venösen Zugangs erlaubt eine **adaptierte Schmerztherapie** je nach Schmerzcharakter und -intensität: es beginnt mit Metamizol 1–2 g oder Paracetamol 1 g i. v. Bei unzureichender Wirkung können Opioide zum Einsatz kommen, nachdem die frühere Meinung, dass diese bei Kolikschmerzen kontraindiziert seien, sich nicht mehr halten lässt (Gallagker et al. 2006).

Verständlicherweise besteht ein absolutes Essens- und Trinkverbot, weshalb auch eine orale Medikation kontraindiziert ist. Zur Verifizierung der Ursache ist eine stationäre Abklärung erforderlich.

Tab. 11.2 Übersicht Erkrankungen mit akutem Abdomen

Erkrankungen	Symptome allgemein	Therapie
• Entzündungen im Bauchraum (z. B. Gastritis, Appendizitis, Cholezystitis, Pankreatitis, Colitis ulcerosa) • spastische Passagestörungen (Gallenkolik, Ureterkolik, Ileus) • Peritonitis durch Magen-, Darm- und Gallenblasenperforation • Austritt von Blut nach Verletzungen der Bauchorgane oder von Magenulzera • extrauterine Gravidität • Mesenterialinfarkt • Hinterwandinfarkt	• Schmerzen: kolikartig, permanent, diffus oder lokal • Übelkeit, Erbrechen • Blutdruckabfall, Blässe, Schweißausbruch, Tachykardie • Störung der Peristaltik, Meteorismus • Druckschmerzhaftigkeit, Abwehrspannung • bretthartei Bauch (Peritonitis)	• Entlastung der Bauchdecke durch Lagerung mit angezogenen Beinen *(siehe Abb. 11.1)* • venösen Zugang anlegen • Schmerztherapie: beginnend mit Metamizol 1–2 g oder Paracetamol 1 g i. v.; bei unzureichender Wirkung: Opioide • absolutes Essens- und Trinkverbot • keine orale Medikation • stationäre Aufnahme

11.1 Akute Appendizitis

Die Appendizitis ist die häufigste Ursache für das akute Abdomen.

Symptome:

- periumbilikale Schmerzen, bis zur Magengegend spürbar; Schmerzen verlagern sich innerhalb weniger Stunden in den rechten Unterbauch
- Appetitlosigkeit, Übelkeit, Erbrechen
- wenn fortgeschritten: paralytischer Ileus
- Fieber (Temperaturdifferenz zwischen rektaler und axillärer Messung: ca. 1 °C)
- Tachykardie
- Besonderheit bei Schwangeren: Schmerzen im rechten Ober- oder Mittelbauch
- Besonderheit bei älteren Patienten: Beschwerden ggf. nicht so deutlich ausgeprägt, schwierigere Schnell-Diagnose (sog. Altersappendizitis)
- bei retrozökaler Appendizitis: sehr häufig Mitentzündung des Harnleiters (d. h. auch bei Erythrozyturie an Appendizitis denken)

11.2 Gallenblasenentzündung (Cholezystitis)

In den meisten Fällen (ca. 90 %) wird die Gallenblasenentzündung durch Gallensteine verursacht.

Typische Symptome sind:

- heftige Schmerzen im rechten Oberbauch, häufig Ausstrahlung in Schulter
- Brechreiz, Übelkeit
- Hautblässe und Schweißausbrüche
- Fieber (bakterielle Infektion)
- Patienten geben meist an, dass sie keine fettigen Speisen, Kaffee oder Wein verzehren können

- bei Verschluss des Gallenganges mit Gallenaufstau (Cholestase): heller Stuhl und dunkler Urin.

Das **Murphy-Zeichen** kann die „Verdachtsdiagnose Cholezystitis" erhärten:

1. Palpation des Unterrandes des rechten Rippenbogens
2. Patient wird aufgefordert, tief einzuatmen
3. aufgrund des Einatmens bewegt sich die Gallenblase abwärts und drückt gegen die Finger des Untersuchers
4. bei einer Cholezystitis hat der Patient dabei einen Druckschmerz und beendet die Atembewegung vorzeitig.

11.3 Darmverschluss (Ileus)

Man unterscheidet einen mechanischen von einem paralytischen Ileus:

- **Mechanischer Ileus** (Darmverschluss): Behinderung der Darmpassage von außen oder innen
- **Funktioneller Ileus** (Darmlähmung): Lähmung der glatten Muskulatur, Stillstand der Peristaltik.

Der Übergang vom mechanischen zum paralytischen Ileus ist fließend.

Die Symptome eines Darmverschlusses sind:

- starke, krampfartige Bauchschmerzen
- aufgeblähter Bauch, Meteorismus
- Erbrechen von Magen- und Darminhalt bis hin zum Koterbrechen (Miserere)
- Wind- und Stuhlverhalt bei gesteigerter Peristaltik
- Schmerzen zu Beginn eindeutig lokalisierbar, später diffuser auf das gesamte Abdomen verteilt
- Peritonitis, da Keime die Darmwand passieren.

11.4 Ulkusperforation

Die Ulkuskrankheit gehört zu den häufigsten Magen-Darm-Krankheiten (ca. jeder 10. ist betroffen).

Beim Durchbruch des Ulkus kommt es zum akuten Abdomen mit plötzlichem heftigen Schmerz (krampfartig, schneidend) ausstrahlend zu Leber/Rücken - die Symptome gehen bis zum Schock:

- Übelkeit
- blutiges oder kaffeesatzartiges Erbrechen
- Teerstuhl
- Anämie
- epigastrische Schmerzen
- Druckschmerz im Oberbauch mit Abwehrspannung.

Patient bleibt bis zum Eintreffen des Rettungswagens liegen.

12 Thermische Notfälle

12.1 Verbrennungstrauma

Durch die Einwirkung von Wärme, UV- und ionisierenden Strahlen kommt es zu einer Gewebeschädigung. Temperaturen über 52 °C sind zytotoxisch mit Denaturierung von Proteinen.

Das Verbrennungstrauma führt nicht nur zu einer lokalen Schädigung der Haut, sondern bei großflächiger Ausdehnung auch zu einer mediatorenvermittelten systemischen Schädigung, die unter dem Begriff der Verbrennungskrankheit geführt wird. Sie geht mit einer Vielzahl von Störungen einher, wie Verlust der Schrankenfunktion der Haut, gesteigerte Permeabilität und erhöhte Infektionsgefahr.

Häufigste Ursachen für das Verbrennungstrauma sind Verbrühungen mit heißen Flüssigkeiten (Kinder) oder direkter Kontakt mit offenem Feuer (Erwachsene). Entsprechend der Intensität der lokalen Schädigung wird eine Einstufung in **vier Schweregrade** vorgenommen *(siehe Tab. 12.1)*.

Tab. 12.1 Verbrennungsgrade

I. Grad	Rötung, Schwellung der Haut, Schmerzen
II. Grad	Rötung, Blasenbildung, starker Schmerz (oberflächlich dermal = IIa oder tief dermal = IIb)
III. Grad	grauweise oder schwarz lederartige Haut
IV. Grad	tiefgreifende Verkohlung von Haut, Muskulatur und Knochen, Schwarzverfärbung

Für die Therapie spielt neben dem Verbrennungsgrad die flächenhafte Ausdehnung eine wesentliche Rolle. Um die Ausdehnung abzuschätzen, wird beim Erwachsenen die 9er-Regel nach Wallace verwendet *(siehe Abb. 12.1)*, deren Prinzip die Einteilung der Körperoberfläche (KO) in Regionen von 9 % Einzelflächen besteht.

Als Schätzwert kann auch die Handfläche der betroffenen Person als Orientierung verwandt werden, die 1 % der Körperoberfläche entspricht. Diese Beurteilung ist besonders bei nicht-zusammenhängenden Wunden hilfreich.

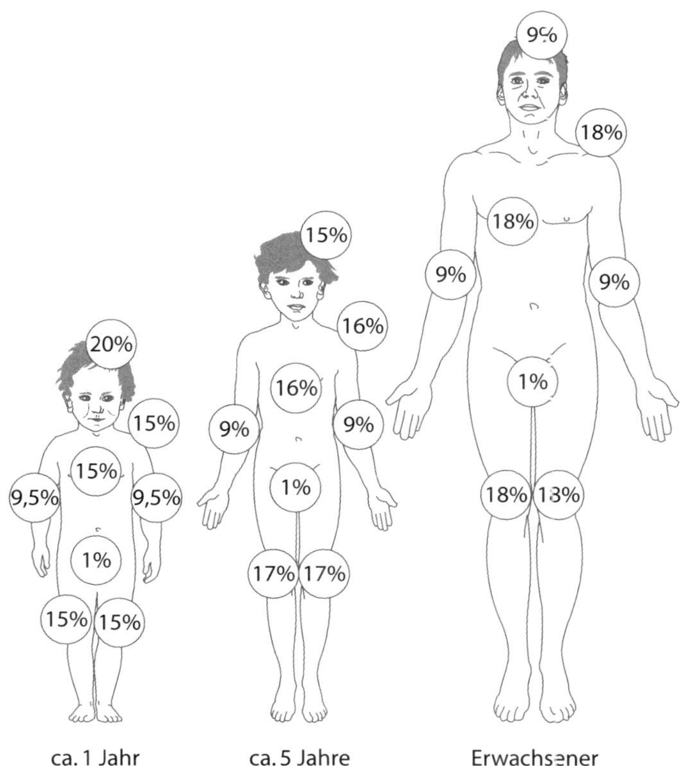

Abb. 12.1 Neuner-Regel

12.1.1 Beurteilung der Verletzungsschwere

Tab. 12.2 Verletzungsschwere nach Körperoberfläche (KO)

Verletzungsschwere nach Verbrennungsgrad	
leichte Verbrennungen	• bis 2-gradige Verbrennung der KO
mittelschwere Verbrennungen	• 10–30 % 2-gradige Verbrennung oder • < 10 % 3-gradige Verbrennung
schwere Verbrennungen	• 30–50 % 2-gradig oder 10–20 % 3-gradig
lebensbedrohlich	• mehr als 15 % verbrannter KO bei Erwachsenen • mehr als 10 % verbrannter KO bei Kindern; • mehr als 7,5 % verbrannter KO bei Erwachsenen mit einem zusätzlichen Inhalationstrauma • mehr als 5 % verbrannter KO bei Kindern mit einem zusätzlichen Inhalationstrauma

Die Therapie von Verbrennungen umfasst Erstmaßnahmen durch Laien und die ärztliche Erstversorgung.

Kleinflächige Verbrennungen sollten unmittelbar nach der Schädigung kurz gekühlt werden, um die Schmerzen zu lindern. Hierzu wird normal temperiertes Wasser (kein Eiswasser!) benutzt und sollte sich nur auf wenige Minuten beschränken. Großflächige Verbrennungen werden wegen der daraus resultierenden Hypothermie **nicht** gekühlt.

Wegen der erheblichen **Schmerzen** steht aus Sicht des Patienten die medikamentöse Analgesie im Vordergrund. Diese sollte wegen des evtl. bestehenden hypovolämischen Schocks nur intravenös mit potenten Analgetika durchgeführt werden. Hierzu eignen sich Opioide je nach Schmerzintensität:

- Tramadol 100/200 mg
- Morphin 10–20 mg oder
- Ketamin (Ketanest®S) 0,125–0,25 mg/kgKG i. v.
- zur Sedierung Midazolam 2–5 mg
- bei Kindern Diazepam-Rectiole 5/10 mg.

Schon früh tritt infolge der Endothelschädigung über die daraus resultierenden kapillaren Lecks Flüssigkeit aus dem Gefäßsystem aus, was zu dem durch die Hypovolämie entstehenden **Schock** führt. Zum Ausgleich des Volumenmangels ist deshalb frühzeitig, d.h. bei Erwachsenen ab 20 % KO und bei Kindern ab 10 % KO, mit dem Volumenersatz durch kristalloide Infusionslösungen zu beginnen. Als Lösung bietet sich eine Ringer-Acetat-Lösung an. Obwohl es Formeln zur Errechnung des 24-Stunden-Flüssigkeitsbedarfs gibt, orientiert sich die Notfallversorgung vor Ort und auf dem Transport eher an den Vitalparametern.

Die Wunden werden locker mit einem Verbandtuch oder mit Metalline-Tüchern abgedeckt.

Tab. 12.3 Erstmaßnahmen bei Verbrennungen

Kleinflächige Verbrennungen	• unmittelbare Kühlung mit Wasser (kein Eiswasser!), nur wenige Minuten • ggf. Schmerztherapie
Großflächige Verbrennungen	• Analgesie: Tramadol 100/200 mg, Morphin 10–20 mg oder Ketamin (Ketanest®S) 0,125–0,25 mg/kgKG i. v., Midazolam 2–5 mg, bei Kindern Diazepam-Rectiole 5/10 mg • Volumenersatz: kristalloide Infusionslösungen (Ringer-Acetat) • Wunden locker mit Verbandtuch oder Metalline-Tüchern abdecken

12.1.2 Sonderform: Inhalationstrauma

Beim Einatmen von heißen Dämpfen oder Rauch kann es zu einer Schädigung der Schleimhaut der Atemwege kommen. Unter dieser Bedingung ist die Indikation zur Intubation großzügig zu stellen. Auch toxische Verbrennungsprodukte können sowohl die tracheobronchialen, wie auch die tiefen alveolären Abschnitte schädigen.

Die Gabe von Sauerstoff ist sowohl bei bewusstseinsklaren wie auch bei bewusstlosen Patienten eine dringliche Maßnahme. Das kann per inhalationem mit einer Maske oder nach Intubation im Rahmen der Beatmung erfolgen.

Eine systemische Gabe von Kortikoiden ist nicht indiziert. Bei Bronchospasmus werden in erster Linie β_2-Agonisten (z. B. Fenoterolspray 2–3 Hübe) gegeben.

Nicht immer ist der primäre Transport in ein Verbrennungszentrum indiziert, sondern nur, wenn es in einer Transportzeit von weniger als 45 Minuten erreicht wird und dieses aufnahmebereit ist.

12.2 Hitzeschäden

Hitzeschäden können bei bestimmten Berufen unter Wärmebelastung am Arbeitsplatz und bei außergewöhnlichen Witterungseinflüssen (Hitzewellen) vorkommen. Körperliche Anstrengungen, ungewohnte sportliche Aktivitäten oder unzweckmäßige Kleidung können ein Übriges tun.

Ein Hitzeschaden tritt ein, wenn das Gleichgewicht zwischen Wärmebelastung und Wärmeabgabe gestört ist. Bei Umgebungstemperaturen oberhalb der Körpertemperatur und hoher Luftfeuchtigkeit (über 90 %) ist bei Nichtakklimatisierten eine Wärmeabgabe nicht mehr möglich und die Körperkerntemperatur steigt.

12.2.1 Hitzekollaps (Hitzeohnmacht)

Beim Hitzekollaps handelt es sich um ein akutes Versagen der Kreislaufregulation in Folge einer Vasodilatation mit Umverteilung des Blutvolumens in die Peripherie bei steigender Körpertemperatur. Die orthostatische Hypotonie (besonders bei längerem Stehen und Gehen) führt zu einem kurzfristigen Bewusstseinsverlust. Sonstige Symptome: feuchtwarme, gerötete Haut, trockene Schleimhäute, starker Durst.

Erstmaßnahmen sind Schocklagerung in kühler Umgebung, Öffnen beengender Kleidung, evtl. orale Flüssigkeitsgabe oder kristalloide Infusion.

12.2.2 Sonnenstich

Durch eine intensive direkte Sonnenbestrahlung des ungeschützten Kopfes kommt es zu einer meningialen Reizung.

Symptome sind: heißer, hochroter Kopf bei sonst normaler Haut- und Körpertemperatur. Typisch sind ansonsten: Kopfschmerzen, Unruhe, Übelkeit, Erbrechen, Schwindel, Ohrensausen, Nackensteifigkeit.

Die Therapie besteht in der Lagerung an einem kühlen Ort, Oberkörper hoch und Kühlung des Kopfes und des Nackens. In schweren Fällen kann es zu Bewusstlosigkeit und zerebralen Krämpfen kommen. Bei Säuglingen und Kleinkindern kann die Symptomatik zeitlich verzögert z. B. in den Nachtstunden erst auftreten.

12.2.3 Hitzeerschöpfung (Hitzekrämpfe)

Schwere körperliche Belastung, insbesondere bei jungen gesunden Menschen (Sportlern, Soldaten) können bei trockener Hitze und starkem salzreichen Schweißverlust zu erheblichen Flüssigkeitsverlusten (bis zu 1,5 l/Stunde) führen. Der Schweißverlust führt zu einer Hyponatriämie und Hypovolämie.

Die klinischen Zeichen einer Hitzeerschöpfung sind Tachykardie und Hypotension. Des Weiteren: Schwäche, Unwohlsein, Kopfschmerzen, Erbrechen. Die Haut ist feuchtwarm.

In der Folge kann sich eine Enzephalopathie mit Hirnödem entwickeln, was sich an Verwirrtheit, Krämpfen und Bewusstlosigkeit zeigt. Als Ausdruck der Hyponatriämie können Muskelkrämpfe auftreten.

Die Erstmaßnahme besteht aus der Lagerung an einem kühlen Ort in Schocklage. Kühlung insgesamt ist weniger bedeutsam als der Ausgleich des Elektrolyt- und Volumenverlustes. Normotone Elektrolytlösungen i.v. oder salzhaltige Flüssigkeiten sind die adäquaten Maßnahmen.

12.2.4 Hitzschlag

Beim Hitzschlag handelt es sich um ein dramatisches Krankheitsbild mit einem Versagen der Thermoregulation. Durch eine große Wärmezufuhr – z.B. durch erhöhte Umgebungstemperatur, oder durch aktive Wärmeproduktion (z.B. durch massive Muskelaktivität und unzureichender oder fehlender Möglichkeit einer Wärmeabgabe) – steigt die Körpertemperatur in kürzester Zeit auf über 40 °C. Dies führt zu einem zytotoxischen Effekt und triggert komplexe Mechanismen auf zellulärer und molekularer Ebene (klassischer Hitzschlag).

Die Auffindesituation lässt erste Verdachtsmomente aufkommen: intensive Sonnenbestrahlung, geringe Luftbewegung, schwüle Witterung, körperliche Anstrengung oder Patienten in dieser Umgebung nach Alkohol- und/oder Drogenintoxikation. Typisch ist die Situation des Aufenthaltes in anhaltend schwül-heißer Umgebung mit der Unmöglichkeit, durch Schweißbildung einen Wärmeausgleich zu erreichen.

Die Symptome ergeben sich aus der Hyperpyrexie (über 40 °C) mit den damit verbundenen ZNS-Störungen wie Desorientiertheit, Erregung, Krämpfe, Apathie bis zum Koma. Bei der Beurteilung der Haut kann diese sowohl trocken gerötet, aber auch schwitzig und kühl sein. Bei jüngeren Patienten resultiert evtl. eine hyperdyname Kreislaufreaktion.

Besonders betroffen von der Gefahr eines Hitzschlags sind Kleinkinder, ältere Menschen und Patienten mit Vorerkrankungen. Im Gegensatz dazu trifft der „Anstrengungshitzschlag" meist junge Leute (Sportler, Soldaten, Arbeiter), bei denen eine aktive Wärmeproduktion bei fehlender Abgabe die Ursache der Schädigung darstellt.

Das Therapieziel ist die umgehende Senkung der Körpertemperatur unter 39 °C. Die Kühlung sollte noch am Notfallort einsetzen. Dies kann primitiv durch Evaporation geschehen, in dem der Patient befeuchtet und durch Luftbewegungen (fächeln) die Verdunstung angeregt wird. Eine andere Möglichkeit ist die externe Kälteanwendung durch Eispackungen auf die großen Gefäße (Axilla, Leiste, Hals) kombiniert mit Eiswasser getränkten Tüchern auf Kopf, Rumpf und Extremitäten.

Während der Kühlung ist ein kontinuierliches Monitoring der vitalen Parameter erforderlich. Eine intravenöse Flüssigkeitstherapie erfolgt zurückhaltend mit kristallinen Lösungen. Antipyretika sind unwirksam.

Tab. 12.4 Unterscheidung der Symptome und der Erstversorgung bei Hitzekollaps, Sonnenstich, Hitzeerschöpfung und Hitzschlag

	Klinik	**Therapie**
Hitzekollaps	• kurzfristiger Bewusstseinsverlust • feuchtwarme, gerötete Haut • trockene Schleimhäute, starker Durst	• Schocklagerung in kühler Umgebung • Öffnen beengender Kleidung • evtl. orale Flüssigkeitsgabe oder kristalline Infusion
Sonnenstich	• heißer, hochroter Kopf bei sonst normaler Haut- und Körpertemperatur • Kopfschmerzen • Unruhe • Übelkeit, Erbrechen • Schwindel, Ohrensausen • Nackensteifigkeit • ggf. Bewusstlosigkeit, zerebraler Krampf	• Lagerung an einem kühlen Ort • Oberkörper hoch • Kühlung des Kopfes und des Nackens

Tab. 12.4 Unterscheidung der Symptome und der Erstversorgung bei Hitzekollaps, Sonnenstich, Hitzeerschöpfung und Hitzschlag *(Forts.)*

	Klinik	Therapie
Hitzeerschöpfung	• Tachykardie, Hypotension • Schwäche, Unwohlsein • Kopfschmerzen, Erbrechen • Feuchtwarme Haut • ggf. Enzephalopathie mit Hirnödem (Verwirrtheit, Krämpfe, Bewusstlosigkeit) • Muskelkrämpfe	• Lagerung an einem kühlen Ort in Schocklage • Kühlung • Ausgleich des Elektrolyt- und Volumenverlustes (normotone Elektrolytlösungen i. v. oder salzhaltige Flüssigkeiten)
Hitzschlag	• ZNS-Störungen (Desorientiertheit, Erregung, Krämpfe, Apathie bis Koma) • Haut kann sowohl trocken gerötet, aber auch schwitzig und kühl sein	• umgehende Senkung der Körpertemperatur unter 39 °C • Patient befeuchten und durch Luftbewegungen (fächeln) Verdunstung anregen, oder • Eispackungen auf die großen Gefäße (Axilla, Leiste, Hals) kombiniert mit Eiswasser getränkten Tüchern auf Kopf, Rumpf und Extremitäten, oder • Kalt-Wasser-Bad • während Kühlung kontinuierliches Monitoring der vitalen Parameter • zurückhaltend intravenöse Flüssigkeitstherapie mit kristallinen Lösungen

12.3 Kältetrauma

Wie auch beim Wärmetrauma werden bei intensiver Kälteeinwirkung auf den Organismus eine Reaktion des Gesamtorganismus (**Hypothermie**) und eine lokale Schädigung (**Erfrierung**) unterschieden.

Entscheidend für das Kältetrauma sind einerseits der Wärmeverlust des Körpers, der zu einem Absinken der Körperkerntemperatur führt, und andererseits der isolierte Wärmeverlust an exponierten Körperoberflächen.

Eine Hypothermie ist nicht nur im Winter im Gebirge zu erwarten, sondern auch im flachen Land – insbesondere bei länger auf dem Boden liegenden traumatisierten Patienten, selbst im Sommer. Begünstigende Faktoren sind kalter Wind und mangelhafte Kleidung, Alkoholgenuss und individuelle Faktoren, wie fehlende Akklimatisation oder Training.

Von einer Unterkühlung ist auszugehen bei einem Abfall der Körperkerntemperatur < 35 °C, wobei zwischen einer akuten Hypothermie (Sturz ins Wasser) und einer chronischen Hypothermie (langes Liegen auf dem Boden) unterschieden wird. Bei ungeschütztem Liegen muss bei niedriger Außentemperatur mit einer Auskühlung von 4 °C pro Stunde gerechnet werden.

Der Körper kühlt von der Körperschale (Arme, Beine, Haut) nach innen zum Körperkern hin ab. Die Einteilung der differenten Hypothermiestadien erfolgt unter klinischen und praktischen Gesichtspunkten. Die exakte Messung der Körperkerntemperatur wird erst in einem zweiten Schritt erfolgen können. Für die Messung hat sich die epitympanale Messung bewährt, wobei das Ohr aber frei sein muss.

Es werden 4 Stadien unterschieden *(siehe Tab. 12.5)*.

Tab. 12.5 Stadien beim Kältetrauma

Stadium	Klinik
Stadium I (35–32 °C)	Patient ansprechbar, Muskelzittern, Puls und Blutdruck erhöht, Schmerzen
Stadium II (32–28 °C)	Patient bedingt ansprechbar, kein Muskelzittern, Bradykardie, Hypotonie, keine Schmerzen
Stadium III (28–24 °C)	Patient nicht ansprechbar, „scheintot", extreme Bradykardie, Blutdruck nicht messbar, minimale Atmung
Stadium IV (< 24 °C)	Atem- und Kreislaufstillstand

Die Maßnahmen der Rettung orientieren sich an den vorliegenden Schädigungsstadien.

Im **Stadium I** können aktive Bewegung und die Gabe von heißen nicht alkoholisierten Getränken, sowie evtl. der Wechsel nasser Bekleidung ausreichen.

Ab dem **Stadium II** sollte mittels eines EKG-Monitorings die Gefahr von durch aktive oder passive Gefahr ausgelösten Rhythmusstörungen detektiert werden.

Wegen der Gefahr des „Bergungstodes" sollten große, grobe Bewegungen vermieden werden. Eine Wärmepackung kann zum Erhalt der körpereigenen Wärme genutzt werden (Isolation mit warmen Decken, einwickeln in Metallfolie). Es sollte aber keine lokale Erwärmung durch z. B. Heizkissen erfolgen.

Im **Stadium III** sind Maßnahmen vor Ort wenig zielführend, weshalb der schonende Transport in ein Krankenhaus mit Erfahrung und Möglichkeit der kontrollierten Wiedererwärmung indiziert ist.

Medikamentöse Maßnahmen im Rahmen der Reanimation (Adrenalin) sind in ihrer Wirkung umstritten. Auch sollte von einer weiteren Defibrillation bei 3maliger Erfolglosigkeit abgesehen werden.

Grundsätzlich ist auch nach längerem hypothermiebedingtem Kreislaufstillstand eine Rettung möglich *„Nobody is dead until warm and dead"*.

12.4 Erfrierung

Die Erfrierung ist ein lokal umschriebener Kälteschaden, der zu einer Zellzerstörung führt. Es sind besonders periphere Körperbereiche betroffen (Finger, Zehen, Ohren, Nase).

Es gibt 3 Schweregrade, wobei sich – im Gegensatz zum Wärmetrauma – die Ausdehnung des Grades II und III erst nach Stunden bis Tagen darstellen kann *(siehe Tab. 12.6)*.

Tab. 12.6 Gradeinteilung bei Erfrierungen

Ausdehnungsgrad	Klinik
Grad I	Gefäßkrampf, Weißverfärbung der Haut, kalt mit Sensibilitätsverlust, bei Wiedererwärmung Rötung, Schwellung und brennender Schmerz
Grad II	Blasenbildung nach Stunden, Rötung, Schwellung, Schmerz, Sensibilitätsausfall, Haut tiefrot bis violett, kalt
Grad III	kältebedingte Gangrän, Totenblässe, Gefühllosigkeit, Hautblutung, die in bläulich-schwarze Nekrose der Haut übergeht

Die Erstmaßnahmen bei Erfrierungen sind Schutz vor weiterer Kälte und Wind sowie Lockern beengender Kleidung in möglichst warmer Umgebung. Eine Wiedererwärmung in lauwarmem Wasser, das durch Zugießen von heißem Wasser an Temperatur zunimmt, ist – soweit logistisch möglich – ebenfalls ratsam.

Bei der Wiedererwärmung können Schmerzen auftreten, weshalb die Toleranz des Patienten therapiebegrenzend sein kann. Zur Verbesserung der Mikrozirkulation können ASS und Prostaglandin i. v. nützlich sein. Die Schmerztherapie erfolgt mit den üblichen Analgetika.

12.5 Stromunfall

Ein Stromunfall entsteht durch direkten Körperschluss, wenn zwei Punkte berührt werden, zwischen denen eine elektrische Spannung besteht. Häufiger ist der Kontakt mit einem stromführenden Leiter und Erdschluss. Bei Hochspannung reicht die Annäherung, um über einen Licht- oder Flammenbogen einen Stromfluss durch den Körper zu generieren.

Es werden zwei verschiedene Stromunfälle in Abhängigkeit von der Spannung des stromführenden Leiters unterschieden:

- Unfälle mit Niederspannung (< 1000 V) und
- Unfälle mit Hochspannung (> 1000 V).

Bei Unfällen mit Niederspannung steht vor allem die elektrische Schädigung am Herzen im Vordergrund, während bei Hochspannung die durch Wärme erzeugten ausgedehnten tiefen Verbrennungen vorliegen. Schon ab 10mA werden Kontraktionen ausgelöst, die aufgrund der stärkeren Ausbildung der Beugemuskulatur zum Festhalten an dem unter Spannung stehenden Teilen führen kann.

Bevor eine Versorgung des Patienten erfolgt, muss der Strom abgeschaltet sein im Sinne des Schutzes des Helfers.

Die Therapie beim Niederspannungsunfall orientiert sich an der Symptomatik, die von lokalen Strommarken bis zum Kreislaufstillstand durch Kammerflimmern führen kann. Weitere Symptome sind Muskelkontraktion bis zur Fraktur, Lähmungen, Krampfanfälle, Ohr- und Augenschäden.

Beim Hochspannungsunfall sind symptomführend die ausgedehnten Verbrennungen, die nach den dabei gültigen Therapieverfahren versorgt werden *(siehe Kapitel 12.1 „Verbrennungstrauma“)*. Auch kardiale Störungen können beim Hochspannungsunfall auftreten und zu einem Kreislaufstillstand führen.

13 Spezielle Notfälle

13.1 Glaukomanfall

Beim Glukomanfall handelt es sich um eine plötzliche Abflussstörung des Augenkammerwassers (meist aufgrund einer Verlegung des Kammerwinkels durch die Regenbogenhaut = Winkelblock).

Der akute Winkelblock führt zu einer immensen Druckerhöhung bis zu dem Vierfachen des Normalwertes (normal: bis 20 mmHg, im Anfall: 50–80 mmHg).

Symptome:

- meist nur ein Auge betroffen
- sehr heftige, unerträgliche Schmerzen, periorbital ausstrahlend und in benachbarte Gesichtspartien, z. T. auch Hinterkopf, Thorax oder Abdomen
- plötzliche Sehverschlechterung (Nebelsehen und Farbringe im Gegenlicht)
- Übelkeit, Erbrechen, Schwitzen
- Bradykardie
- rotes Auge ohne Infektionszeichen
- tastbarer steinharter Augapfel
- milchig-trübe Hornhaut, mittelweite, lichtstarre Pupille.

Erstmaßnahmen:

- Oberkörper hochlagern
- Beruhigen, O_2-Gabe
- venösen Zugang legen, ggf. Sedierung
- ggf. Alkohol verabreichen (oral, geringe Menge: bspw. ca. 20 ml Weinbrand/Rum/Whiskey; kann Augeninnendruck senken)
- Klinikeinweisung!

13.2 Akuter Hörsturz

Plötzliches (Sekunden oder Minuten) Nachlassen des Hörvermögens, einseitig durch Durchblutungsstörungen im Innenohr.

Die Erkrankung hat bei einer schnellen Therapie eine gute Prognose; auch relativ hohe Spontanheilungsrate.

Symptome:

- einseitiger Hörverlust
- ggf. zuvor Tinnitus
- Gefühl von „Watte im Ohr"
- Schwindel nur in schweren Fällen, meist kein Erbrechen

Erstmaßnahmen:

- Beruhigen
- venösen Zugang legen, Infusion HES 6 %
- ggf. O_2-Gabe
- Einweisung in die HNO

13.3 Akute Otitis media

Die Patienten haben stärkste Schmerzen, sind schwerhörig, sehr unruhig, haben Fieber.

Maßnahmen:

- beruhigen
- Oberkörper hochlagern
- Vitalzeichen kontrollieren
- Klinikeinweisung

13.4 Ertrinken

Infolge der Hypoxie → Eindringen von Wasser in die Atemwege, dadurch reflektorischer Glottisverschluss (Laryngospasmus) und

Atemstillstand. Nach 5 bis 10 Minuten erfolgt der Kreislaufstillstand („**trockenes Ertrinken**“ bei ca. 10 bis 20 % der Ertrinkenden). Aufgrund der Hypoxie kommt es zu einem Inspirationsreiz mit forcierter Atmung und somit massivem Einatmen von Flüssigkeit („**nasses Ertrinken**“).

Unter **„sekundärem Ertrinken“** versteht man den Tod durch respiratorisches Versagen einige Zeit nach dem Unfall (durch Schädigung oder Malfunktion des Lungengewebes: Atelektasen, ARDS mit Lungenödem, Aspirationspneumonie etc.).

Erstmaßnahmen:

- bei Atemstillstand: Beatmung, Patient liegt flach waagerecht
- bei Kreislaufstillstand: Einleitung der kardiopulmonalen Reanimation
- bei stabiler Atmung: stabile Seitenlage
- Wärmeverlust vermeiden
- Sicherung der Atemwege und sofortige Klinikeinweisung

13.4.1 Spezialsituation „Bergungstod bei Unterkühlung“ (Afterdrop)

Damit wird der Tod von Verunfallten beschrieben, die zuvor trotz fehlender Hilfe Stunden oder sogar mehrere Tage überlebt haben, aber kurze Zeit nach der Bergung plötzlich versterben.

Aufgrund der Hyperthermie und bei abrupter Veränderung der Lage des Patienten (z. B. Veränderung von der horizontalen in die vertikale Position) kann es bei zu großem Unterschied zwischen Körperkern und Körperschale zu massiven Herzrhythmusstörungen kommen – diese Patienten sind nur noch schwer reanimierbar.

Deshalb, um den Bergungstod bei Hyperthermie zu vermeiden: Flachlagerung und Immobilisation!

13.5 Taucherkrankheit

Bei zu schnellem Auftauchen, d.h. zu schneller Druckveränderung kann der beim Tauchen angesammelte Stickstoff nicht abgeatmet werden und dringt in das Gewebe ein.

Typische Symptome sind

- Muskel-und Gelenkschmerzen
- Mikroembolien
- Ödeme
- Hautemphysem
- Juckreiz
- Müdigkeit.

Im Verlauf kann es auch zu

- Sensibilitätsstörungen
- Seh- und Hörverlust
- Lähmungen
- Schwindel
- Erbrechen
- Sprach- und Koordinationsstörungen bis zu
- Bewusstlosigkeit

kommen.

Erste Notfallmaßnahmen bestehen im

- Beruhigen, beengte Kleidung entfernen, ggf. den Patienten warm halten
- Oberkörper hochlagern
- bei Bewusstlosigkeit: stabile Seitenlage
- engmaschige Kontrolle der Vitalzeichen, evtl. Wiederbelebung
- Sauerstoffgabe, i. v.-Zugang legen und
- in die Klink, bzw. schnell zur nächsten Druckkammer bringen.

14 Seltene, meist nicht akute Symptome, bzw. Erkrankungen

14.1 Ikterus

Durch Zunahme der Bilirubinkonzentration im Blut kommt es zu Verfärbung von Körperflüssigkeiten und Gewebe:

- > 2–2,5 mg/dl → Sklerenikterus
- > 3–4 mg/dl → generalisierter Hautikterus.

Eine Notfalltherapie ist nur notwendig, wenn der Patient kreislaufinstabil wird.

Maßnahme: Kreislaufsicherung und Einweisung in die Klinik.

14.2 Trommelfellverletzung

Als Ursachen kommen Verletzungen, Explosionen sowie die akute Otitis in Frage.

Erstmaßnahmen sind:

- Beruhigung
- Kontrolle der Vitalzeichen und
- Weiterleiten an einen HNO-Facharzt.

14.3 Nasenbluten (Epistaxis)

Beim Nasenbluten ist die richtige Lagerung des Kopfes wichtig: der Patient beugt den Kopf nach vorne, damit das Blut aus der Nase fließen kann. Die Nase sollte nicht komprimiert werden, solange die Ursache von Nasenbluten unbekannt ist.

Oftmals kann eine deutliche Besserung hervorgerufen werden, indem der Nacken oder die Stirn mit einer kalten Kompresse gekühlt wird (z. B. ein in ein Handtuch eingeschlagener Kühlakku).

Bei lange anhaltendem Nasenbluten (länger als 10 Minuten), hohem Blutverlust bis hin zur Bewusstseinstrübung des Patienten, ist zusätzlich wie folgt vorzugehen:

- Notruf absetzen
- Patient beruhigen, trösten

14.4 Höhenkrankheit

Die Höhenkrankheit (auch D'Acosta-Krankheit) ist ein Symptomkomplex, der durch die mit der Höhe zunehmenden Luftdruckveränderungen bei nicht an diese Höhe adaptierten Personen auftreten kann. Ein Beispiel dafür ist die Überwindung eines großen Höhenunterschiedes bei ungenügender Adaptation (z.B. Seilbahnfahrt) plus zeitgleich erhöhte körperliche Belastung/Betätigung.

Symptome:

- Kopfschmerzen, Nachlassen der Konzentrationsfähigkeit
- Ohrensausen, Schwindel, Benommenheit, Schlafbedürfnis
- Appetitverlust, Übelkeit, Erbrechen, Müdigkeit, Schwäche
- Atemnot, Zyanose, graues Hautkolorit, Cheyne-Stokes-Atmung
- Tinnitus, Schlafstörungen
- ggf. Lungenödem
- problematisch: Ausbildung eines akuten und lebensbedrohlichen Höhenhirnödems (HACE) und/oder eines Höhenlungenödems (HAPE)

Erstmaßnahmen sind:

- Beenden der körperlichen Belastung
- Oberkörper hoch lagern
- Beruhigen, O_2-Gabe
- Abtransport ins Tal.

15 Psychische Ausnahmezustände

Ein psychischer Notfall liegt vor, wenn das akute Auftreten oder die Exazerbation einer bestehenden psychiatrischen Störung zu einer unmittelbaren Gefährdung von Leben und Gesundheit des Betroffenen und/oder seiner Umgebung führt (Messer et al. 2013).

Zu den häufigsten Situationen gehören

- alkohol- und drogenassoziierte Störungen
- Delir
- Erregungszustände und
- Suizidhandlungen.

Zu den Leitsymptomen gehören Störungen des Bewusstseins, des Antriebs und der Stimmung.

15.1 Erregungszustand

Die Ursachen eines Erregungszustandes können vielfältig sein. Häufig sind es endogene Psychosen.

Prodromalsymptome sind meist nicht erkennbar, weshalb es zum plötzlichen Auftreten kommen kann. Das Symptombild ist geprägt durch eine Steigerung des Antriebs und der Psychomotorik, einer affektiven Enthemmung und einem Kontrollverlust (Messer et al. 2013). Dies äußert sich in einem Bewegungsdrang bis zum Bewegungssturm mit Schreien, Schlagen und Toben. Eine Aggressivität kann sich gegen sich selbst oder auch gegen andere richten. Weitere Zeichen können sein: wirres Reden, Gedankensprünge, Wahnideen oder Halluzinationen. Es kann zum Wechsel von Ruhe- und Erregungsphasen kommen.

Die Therapie besteht zunächst im Versuch, die Situation zu beruhigen durch Eingehen auf den Patienten durch ein sachliches, beruhigendes Gespräch *(„talk down")*.

Die Patienten fühlen sich nicht krank und sind deshalb meist uneinsichtig. Falls der erste Beruhigungsversuch zu keinem Erfolg führt, ist der Rettungsdienst und evtl. die Polizei zu alarmieren.

Eine pharmakologische Sedierung wird kaum durch den erstbehandelnden Arzt möglich sein, sondern nur durch den Rettungsdienst. Hierbei kommen dann bevorzugt Neuroleptika zum Einsatz. Ist die Ursache eine Alkoholintoxikation *(siehe Tab. 9.2 „Alkohol")*, ist das Mittel der Wahl Haloperidol. Eine Fixierung, um die Therapie durchzuführen ist – sofern erforderlich – ausschließlich Aufgabe der Polizei.

15.2 Delir

Das Delir ist kein eigenständiges Krankheitsbild, sondern kann im Rahmen vielfältiger anderer Erkrankungen auftreten. Am häufigsten findet man das Delir bei Intoxikationen und hier speziell bei der Alkoholkrankheit *(siehe Tab. 9.2 „Alkohol")*.

Gekennzeichnet ist das neurologisch-psychiatrische Syndrom durch vegetative Symptomatik: visionäre Verkennung, Halluzination und Bewusstseinsstörung. Häufig sind auch anfänglich Krampfanfälle, Nestelbewegungen, Tremor, optische Verkennungen (weiße Mäuse, Spinnen u. Ä.), sowie Suggestibilität hinweisend.

Beruhigendes Auftreten und reizarme Umgebung sind überbrückend bis zum Eintreffen des Rettungsdienstes sinnvoll – eine stationäre Einweisung sollte bei einem Delir-Patienten unbedingt erfolgen.

Bei starker psychomotorischer Unruhe kann eine medikamentöse Sedierung mit Haloperidol und bei Krämpfen mit Benzodiazepinen versucht werden.

Eine Zwangseinweisung ist nur mithilfe der Polizei (nach den jeweiligen landesspezifischen Unterbringungs- oder Verwahrungsgesetzen) möglich.

15.3 Suizidalität

Die Suizidalität ist ein Syndrom einer körperlichen und/oder seelischen Erkrankung wie Depression oder Psychosen, das allerdings auch bei Gesunden in scheinbar ausweglosen Konfliktsituationen auftreten kann.

Zu unterscheiden ist eine vollzogene suizidale Handlung von einer sich anbahnenden akuten Suizidalität. Die akute Suizidalität ist gekennzeichnet durch eine depressive Verstimmung, Versagensängste, Gefühle von Hoffnungs- und Ausweglosigkeit mit einem inneren Leeregefühl und Denkzentrierung auf negative Inhalte.

In einem offenen Gespräch sollte versucht werden, eine Beziehung aufzubauen, ohne Moralisierung. Sofern keine Entdynamisierung erreicht werden kann, muss der Patient bei weiterhin bestehender oder nicht auszuschließender Suizidalität – notfalls gegen seinen Willen – nach Schaffung einer Rechtsgrundlage in eine Klinik eingewiesen werden.

Pharmakotherapeutisch kommen bei der akuten Suizidalität Benzodiazepine in Frage (Messer et al. 2013).

15.4 Anpassungsstörung

Sofern ein Individuum eine Lebensveränderung nicht adäquat verarbeitet und sich deshalb einer für ihn nicht zu bewältigenden Lebenseinengung ausgesetzt sieht, kann es zu einer Krise kommen.

Ein Eingehen auf den Patienten im Sinne einer Krisenintervention mit Klärung der psychosozialen Situation und Verweis auf eine psychiatrische Therapie sind die entsprechenden Maßnahmen.

Nur bei nicht auszuschließender Eigen- und Fremdgefährdung ist eine unmittelbare Einweisung notwendig.

15.5 Panikstörungen

Bei Panikstörungen handelt es sich um ein akutes Schreck- und Angstsyndrom, das bei unvermittelten, überstandenen Erlebnisreizen auftreten und zu einem allgemeinen Bewegungssturm führen kann.

Eine Panikattacke ist durch abrupten Beginn mit Höhepunkt innerhalb weniger Minuten und Auftreten intensiver Angst gekennzeichnet. Dabei treten 4 Symptome auf (Sefrin u. Schua 2012):

Vegetative Symptome
- Schweißausbruch
- Herzklopfen
- Tachykardie
- Tremor und Mundtrockenheit

Psychische Symptome
- Schwindel
- Unsicherheit
- Angst vor Kontrollverlust
- Todesangst

Organbezogene Symptome
- Atembeschwerden
- thorakales Beklemmungsgefühl
- Thoraxschmerzen, thorokale und abdominelle Missempfindungen

Allgemeine Symptome
- Hitzewallungen
- Kribbelgefühl
- Gefühllosigkeit.

Auch in diesem Fall sind ein beruhigendes Gespräch und eine Verweisung auf eine mögliche psychopharmakologische Therapie indiziert.

Tab. 15.1 Übersicht der psychischen Ausnahmezustände

Erkrankung	Symptome	Therapie
Erregungszustand	• affektive Enthemmung, Kontrollverlust, Bewegungsdrang • Wahnideen, Halluzinationen • Wechsel von Ruhe- und Erregungsphasen • Bewegungssturm mit Schreien, Schlagen und Toben, Aggressivität • wirres Reden, Gedankensprünge	• Patient beruhigen („talk down“) • ggf. die Polizei alarmieren • Sedierung durch Neuroleptika • falls Alkoholintoxikation: Haloperidol • ggf. Fixierung durch Polizei
Delir	• visionäre Verkennung, Halluzination (weiße Mäuse, Spinnen u. Ä.) • Bewusstseinsstörung, Krampfanfälle • Nestelbewegungen, Tremor • Suggestibilität	• Patient beruhigen („talk down“) • reizarme Umgebung • stationäre Einweisung • bei starker psychomotorischer Unruhe: Sedierung mit Haloperidol • bei Krämpfen: Benzodiazepine • Zwangseinweisung nur mithilfe der Polizei
Suizidalität	• depressive Verstimmung • Versagensängste • Gefühle von Hoffnungs- und Ausweglosigkeit • inneres Leeregefühl • Denkzentrierung auf negative Inhalte	• Beziehung aufbauen ohne Moralisierung • falls keine Entdynamisierung: Einweisung in Klinik • Benzodiazepine

Tab. 15.1 Übersicht der psychischen Ausnahmezustände *(Forts.)*

Erkrankung	Symptome	Therapie
Anpassungsstörung	• eine für den Patienten nicht zu bewältigende Lebenssituation	• Eingehen auf den Patienten • Klärung der psychosozialen Situation • Verweis auf eine psychiatrische Therapie • bei nicht auszuschließender Eigen- und Fremdgefährdung: Einweisung
Paniksyndrom	• Schweißausbruch, Herzklopfen, Tachykardie, Tremor, Mundtrockenheit • Schwindel, Unsicherheit, Benommenheit, Angst vor Kontrollverlust, Todesangst • Atembeschwerden, thorakales Beklemmungsgefühl, Thoraxschmerzen, thorakale und abdominelle Missempfindungen • Hitzewallungen, Kribbelgefühl, Gefühllosigkeit	• beruhigendes Gespräch • psychopharmakologische Therapie

16 Notfälle – Schnellübersicht

Atemstillstand

- **Klinik**: keine Atemgeräusche, keine Atembewegungen, keine Ausatemluft
- Ursache klären: ggf. Fremdkörper?
- Fremdkörper: entfernen, evtl. Heimlich-Manöver
- **Therapie:** Mund-zu-Nase- oder Mund-zu-Mund-Beatmung
- Kontrolle ob Herzaktivität (Puls) vorhanden

Herz-Kreislauf-Stillstand

- **Klinik:** Bewusstlosigkeit, nicht normale Atmung, Atemstillstand, fehlender Puls
- **Therapie:** kardio-pulmonale Wiederbelebung
- 30 Kompressionen auf den Brustkorb und anschließend 2-mal Atemspende, beides im Wechsel

Bewusstlosigkeit

- **Klinik:** fehlende Ansprechbarkeit
- **Therapie:** Atmung und Puls kontrollieren
- stabile Seitenlage, beim Patienten bleiben
- auch bei stabilen Vitalzeichen: Einweisung in Klinik!

Notruf absetzen, Einweisung in die Klinik vorbereiten

Schock

- **Klinik:** erst schneller, dann schwächer werdender, kaum tastbarer Puls; blasse, kalte Haut, Frieren, Schwitzen, Teilnahmslosigkeit
- **Therapie:** Schocklage (Beine hoch), ggf. Blutung stillen, Wärmedecke, Trost, Vitalzeichenkontrolle

Blutende Wunden

- **Therapie:** Wunden keimfrei abdecken
- Konzentration auf stark blutende/spritzende Wunden
- bei stark blutenden Extremitätenverletzungen: Druckverband, evtl. Abbinden, Arm oder Bein hochlagern
- ggf. Schockbekämpfung

Knochenbrüche

- **Therapie:** Ruhigstellung des verletzten Körperteils
- bei Verdacht auf Wirbelsäulenverletzungen: Lage des Verletzten **nicht** ändern!

Notruf absetzen, Einweisung in die Klinik vorbereiten

Amputation von Körperteilen

- **Therapie:** abgetrenntes Körperteil in keimfreies Verbandmaterial einwickeln, ggf. (falls möglich) kühl konservieren (Amputat in Tüte – wasserdicht, ohne Kontakt zu Eis/Eiswasser, keine Kältepackungen!)
- konserviertes Amputat mit dem Patienten in die Klinik bringen

Vergiftungen

- **Therapie:** Eigen- oder Fremdanamnese bzgl. des Giftes, ggf. Umfeld betrachten
- ggf. Vergifteten aus Gefahrenbereich entfernen (Frischluft)
- ggf. kontaminierte Kleidung entfernen, Wärmen und auf Eigenschutz achten!
- ggf. Antagonisierung mit Kohlegranulat

Apoplex

- **Klinik**: Hemi-/Facialisparese, starker Kopfschmerz, Übelkeit, Erbrechen, Sprach-, Sehstörungen, Bewusstlosigkeit
- **Therapie:** bei bewusstseinklarem Patienten Oberkörper 30° hochlagern, bei bewusstlosem Patienten: stabile Seitenlage
- gelähmte Seite abpolstern

Notruf absetzen, Einweisung in die Klinik vorbereiten

Epileptischer Anfall

- **Klinik:** Status epilepticus: generalisierter tonisch-klonischer Anfall > 5 Min., fokaler Anfall > 20–30 Min., Bewusstseinsverlust
- Maßnahme: Schutz vor Selbstverletzung, kein Festhalten (da Gefahr der Zusatzverletzung)
- **Therapie:** Antikonvulsiva im Anfall
- nach Anfall: stabile Seitenlage

Hypoglykämischer Anfall
Hypoglykämie

- **Klinik:** Schwitzen, Zittern, Unruhe, Heißhunger, Blässe, Kaltschweissigkeit, Seh-, Sprachstörungen, Krampfanfälle, Verwirrtheit bis Bewusstseinsverlust
- **Therapie:** bei bewusstseinklarem Patienten: Beruhigung, Traubenzucker, Cola o.Ä.
- bei bewusstlosem Patienten: Atemwege freihalten, Zugang legen, Glukose 40%

Anaphylaktischer Schock

- **Klinik:** Schwindel, Tremor, Urtikaria, Flush, Ödem bis Atemnot, Herz-Kreislaufstillstand
- **Maßnahme:** sofortige Beendigung/ Karenz des Auslösers
- **Therapie:** Zugang, Infusion, Medikation, Kopf-Tieflage nach Trendelenburg, in Seitenlage falls bewusstloser Patient
- Sicherung der Atmung und des Kreislaufs

Notruf absetzen, Einweisung in die Klinik vorbereiten

Asthmaanfall

- **Klinik:** Atemnot, expiratorisches Giemen und Brummen, trockener, unproduktiver Husten, Einziehung Interkostalmuskulatur, Tachypnoe, Tachykardie
- **Therapie:** Oberkörper hochlagern, Inhalation Beta-1-Mimetika, Kortikosteroide, ggf. Sedierung

Schädel-Hirn Trauma

- **Klinik:** Bewusstlosigkeit initial oder anhaltend; Koma, Pupillenveränderungen, ggf. Hemiparese, Strecksynergismen, Störung der Vitalfunktionen, ggf. Liquor/Blutung aus Nase/Mund, ggf. sichtbarer Hirnprolaps
- **Therapie:** Sicherung der Atmung und des Kreislaufs, Schocktherapie

Akutes Koronarsyndrom

- **Klinik:** akuter retrosternaler Schmerz mit/ohne Ausstrahlung linker Arm, ggf. Schmerz im Oberbauch und/oder Unterkiefer, Blässe, Kaltschweißigkeit, Unruhe, Angst, Übelkeit, Erbrechen, Bewusstlosigkeit
- **Therapie:** Schmerztherapie sowie Vor- und Nachlastsenkung (Morphin, Nitrolingual)

Notruf absetzen, Einweisung in die Klinik vorbereiten

Delir

- **Klinik:** Halluzinationen, visionäre Verkennung, Suggestibilität, Bewusstseinsstörung, Krampfanfälle, Nestelbewegungen, Tremor
- **Therapie:** Patient beruhigen ("talk down"), reizarme Umgebung, bei starker motorischer Unruhe Sedierung mit Haloperidol, bei Krämpfen Benzodiazepine

Verbrennung

- **Klinik:** schmerzhafte Hautschädigung, Schock, Atemnot, ggf. Herz-Kreislaufversagen
- Maßnahme: brennende Person ablöschen (z.B. Pulverlöscher; nicht ins Gesicht halten!)
- **Therapie:** vor Wärmeverlust schützen

Stromunfall

- **Klinik:** Herz-Kreislaufstillstand, Verbrennungen
- auf Eigenschutz achten!
- **Therapie:** Vitalzeichenkontrolle
- bei Kreislaufstillstand: Herz-Lungen-Wiederbelebung

Notruf absetzen, Einweisung in die Klinik vorbereiten

Erfrieren

- **Klinik:** meist periphere Körperteile betroffen (Finger, Zehen, Ohren, Nase)
- Weißverfärbung, Sensibilitätsausfall, brennender Schmerz, Rötung, Schwellung (Grad I) bis zu Hautblutung, blau-schwarze Haut, Gefühllosigkeit (Grad III)
- **Therapie:** Erwärmen, ggf. verbessern der Mikrozirkulation (ASS), Schmerztherapie

Ertrinken

- **Maßnahme:** Rettung (falls möglich)
- auf Eigenschutz achten (Ertrinkende agieren panisch)
- **Therapie** bei stabiler Atmung: stabile Seitenlage und Vitalzeichenkontrolle
- bei Kreislaufstillstand: Herz-Lungen-Wiederbelebung

Verätzungen

Haut

- auf Eigenschutz achten!
- **Klinik:** Rötung, Blasen, Schmerzen
- **Therapie:** Kleidungsstücke entfernen, Haut ausgiebig spülen, ggf. ätzenden Stoff abtupfen

Notruf absetzen, Einweisung in die Klinik vorbereiten

Verätzungen
Augen

- **Klinik:** krampfartiges Zukneifen der Augenlider, Abwehrhaltung des Verletzten
- **Therapie:** sofortiges ausgiebiges Auswaschen/Spülen der Augen, dabei auf das unverletzte Auge achten (Schutz!)

Verätzungen
Gastrointestinaltrakt

- **Klinik:** Speichelfluss, Belag im Mund-Rachenraum, Schock
- **Therapie:** Wasser in kleinen Schlucken trinken lassen
- **kein** Erbrechen auslösen!
- Schockbekämpfung

Verätzungen
Atmungsorgane

- **Klinik:** Husten, Rasselgeräusche, Atemnot
- **Maßnahme:** ggf. Patient aus Gefahrenbereich entfernen (Frischluft)
- **Therapie:** Kleidungsstücke entfernen, Haut abwaschen

Notruf absetzen, Einweisung in die Klinik vorbereiten

17 Medikamente für die Notfalltherapie

17.1 Medikamente mit vorwiegender Wirkung auf das kardiozirkulatorische System

Substanz	Indikation	Dosierung	Wirkung	Nebenwirkung	Kontraindikation
Arterenol® 1 mg/1 ml 25 mg/25 ml (Noradrenalin)	therapieresistente Hypotonie, schwerer Schock, insbesondere kardiogener, anaphylaktischer und septischer Schock mit deutlichem RR-Abfall, Überdosierung von Vasodilatantien	0,5–1,0 ml (verdünnt 1 ml [= 1 mg] auf 10 ml) nach Wirkung fraktioniert oder Perfusor 25 mg in 50 ml physiologischer Kochsalzlösung	Blutdrucksteigerung durch periphere Vasokonstriktion, Alpha- und Beta-1-Sympathomimetikum	Tachykardie oder (seltener) Bradykardie, gelegentliche Rhythmusstörungen, Angina pectoris, Hyperglykämie, Steigerung des myokardialen O_2-Verbrauchs	Hypertonus, hochgradige Koronarsklerose, Tachykardie, ACS, Hyperthyreose, Gravidität
Atropin 0,5 mg/1 ml (Atropinum sulf.)	Bradykardie (AV-Block I und II a, Sinusbradykardie, Vorhofflimmern mit Bradykardie)	0,5–1 mg, evtl. nach 5 Minuten wiederholen bis Wirkungseintritt	Dämpfung der vagalen Reflexe, Hemmung der muskarin-ähnlichen Wirkungen, positiv chronotrop. Parasympathikolytikum (Bronchospasmolyse, Sekretionsverminderung)	Tachykardie, Mydriasis, trockener Mund, Harnverhalt, Glaukomanfall	Im Notfall keine: Tachyarrhythmie, kompletter AV-Block (AV-Block III. Grades)

Substanz	Indikation	Dosierung	Wirkung	Nebenwirkung	Kontraindikation
Atropin 100 mg/10 ml	Vergiftung durch Alkylphosphate	bei Intoxikationen initial 2–5 ml (Orientierung an Minderung der Bronchialsekretion)	s. o.	s. o.	s. o.
Brevibloc® 100 mg/10 ml (Esmolol)	supraventrikuläre Tachykardie, Tachyarrhythmie, tachykardes Vorhofflimmern, Myokardinfarkt	1–10 ml i. v. fraktioniert, Kinder 0,5–1,0 mg/kg KG als Einzeldosis	β_1-selektives Sympathikolytikum, negativ chrono-, dromo-, bathmotrop, positiv ionotrop, Senkung des myokardialen O_2-Verbrauchs	evtl. Asthmaanfall, RR-Abfall, AV-Block, Rebound-Effekt, Bronchospasmen, Übelkeit, Erbrechen	Kardiogener Schock, Herzinsuffizienz, Asthma bronchiale, AV-Block, Bradykardie, Hypovolämie
Cormagesin® 2 g/10 ml, $MgSo_4$ (Magnesium)	Torsade de pointes, ventrikuläre Extrasystolie, Tachykardie	1–2 g in 5 Minuten langsam i. v.	Stabilisierung des Ruhemembranpotenzials, periphere Vasodilatation, Verlängerung des Aktionspotenzials, der Refraktärzeit, der AV-Überleitungszeit, Erholung der Reizschwelle, Afterloadsenkung	RR-Abfall, AV-Block, Übelkeit, Erbrechen, Wärmegefühl	AV-Block, Kalziumantagonisten, Myasthenia gravis

Substanz	Indikation	Dosierung	Wirkung	Nebenwirkung	Kontraindikation
Bayotensin® akut Lösung 5 mg/1 ml (Nitrendipin)	hypertensiver Notfall	1 Phiole oral, bei Bedarf nach 30–60 Minuten wiederholen	periphere Vasodilatation, Senkung des koronaren Gefäßwiderstandes, Vor- und Nachlastsenkung, Senkung des myokardialen O_2-Verbrauchs	Kopfschmerzen, Flush, überschießende RR-Senkung, Tachykardie, ggf. Zunahme pectanginöser Beschwerden, Hautveränderungen, Parästhesien, Übelkeit	Schock, instabile Angina pectoris, akuter Myokardinfarkt, Hypotonie, Herzinsuffizienz, Asthma bronchiale, Atemwegserkrankungen mit ausgeprägter Überempfindlichkeit
Ebrantil® 50 mg/10 ml Amp. 25 mg/5 ml Amp. (Urapidil)	hypertensiver Notfall	Erwachsene: 12,5–50 mg langsam titrierend i. v., evtl. wiederholen nach 3–5 Min. Kinder: 1–2 mg/kg KG initial, dann 1 mg/kg	zentral bedingte Sympatholyse, peripheres Alphasympatholytikum	Schwindel, Kopfschmerzen, Angina pectoris, Herzklopfen, Übelkeit	Schock, Gravidität, Aortenisthmusstenose

Substanz	Indikation	Dosierung	Wirkung	Nebenwirkung	Kontraindikation
Nitrolingual® Spray 0,4 mg/Hub Kapsel 0,8 mg (Glyceroltrinitrat-Nitroglycerin)	Angina pectoris, Myokardinfarkt, hypertensiver Notfall, akute Linksherzinsuffizienz, kardiales Lungenödem, spastische Zustände, z. B. Nieren-Gallenkolik	Kapsel zerkauen (1–3 Kps.) Spray: Inhalt in den Mund spritzen, 1–2 Hübe sublingual in 5-minütigem Abstand	Senkung des pulmonalen Mitteldrucks und des peripheren Widerstands, Vasodilatation, Abnahme des systolischen und enddiastolischen Drucks, Senkung des Pre- und Afterloads, Senkung des O_2-Bedarfs des Myokards	Tachykardie, Hypotonie, Kopfschmerzen, Übelkeit, überschießender RR-Abfall („Nitrokollaps“)	Hypotonie, Volumenmangel
Akrinor® 200 mg/2 ml (Cafedrinhydrochlorid und Theoadrenalin-hydrochlorid)	Hypotonie, othostatische Dysregulation	0,5–1 ml, je nach Wirkung	β_1-Mimetikum, Tonisierung des Venensystems, RR-Steigerung, Erhöhung des HZV	Tachykardie, selten Bradykardie, Angina pectoris, Stenokardie	Volumenmangel, ACS, Hypertonie

Substanz	Indikation	Dosierung	Wirkung	Nebenwirkung	Kontraindikation
Adrekar® 6 mg/2 ml (Adenosin)	regelmäßige supraventrikuläre Tachykardie (Demarkierung supraventr. od. breiter Kammerkomplexe), Tachykardien mit schmalem QRS-Komplex	6–12 mg rasch i. v., bei Erfolglosigkeit 12–18 mg	Reduktion der Sinusaktivität, Verzögerung der AV-Überleitung, periph. Vasodilatation, Koronardilatation	Bradykardie, kurze (weniger als 1 Min.) Asystolie (präautomatische Pause), Proarrhythmie, Flush, Atemnot, Kopf-, Brustschmerzen, Hustenreiz, Übelkeit	kardiogener Schock (nicht arrhythmiebedingt), Sick-Sinus-Syndrom, AV-Blockierungen, Asthma bronchiale
Dobutrex® 250 mg/10 ml (Dobutamin-Hydrochlorid)	Herzversagen bei Kardiomyopathien, Myokardinfarkt, akut dekompensierte Herzinsuffizienz mit Lungenstauung, kardiogener Schock	Verdünnung in 500 ml 5%iger Glukose- oder Ringer-Acetat-Lsg., Dosierung nach klinischer Wirkung. 2,5–40 µg/kg KG/Min. oder Perfusor 250 mg/50 ml 2–12 ml/h, Titration nach Herzfrequenz, die nicht um mehr als 10 % steigen sollte	Stimulation (vorwiegend) der β_1-Rezeptoren des Herzens, Steigerung der Kontraktilität und des Schlagvolumens, Senkung des peripheren Widerstands, Steigerung des arteriellen Mitteldrucks	RR-Anstieg, Tachykardie, Extrasystolie, Angina pectoris	Tachykardie, Volumenmangel keine Mischung mit $NaHCO_3$ oder anderen alkalischen Lösungen

Substanz	Indikation	Dosierung	Wirkung	Nebenwirkung	Kontraindikation
Suprarenin® (1:1000) 1 mg/ml 25 mg/25 ml (Epinephrin-Adrenalin)	Kreislaufstillstand, atropinresistente Bradykardie, kardiogener Schock, Allergie mit Bronchospasmus, Asthma bronchiale (Status asthmaticus)	1 mg verdünnt (1:10) bei Reanimation alle 3–5 Minuten wiederholt i. v./i. o. Kinder 1 ml pro 10 kg KG der 1 mg auf 10 ml verdünnten Lösung (=0,1 mg) als Einzeldosis, weitere Gabe nach Wirkung. Bei anderen Indikationen Dosis 0,1 mg (auf 10 ml) i. v. titrierend nach Wirkung.	Alpha- und Betarezeptoren-Stimulierung, Steigerung der Kontraktilität, Frequenz, HZV, art. Mitteldruck, Blutdruckamplitude bei Steigerung des peripheren Widerstands, Senkung der elektr. Reizschwelle, Broncholyse	Tachykardie, Extrasystolie, Kammerflimmern	im Notfall keine, spezielle Lagerung beachten

Substanz	Indikation	Dosierung	Wirkung	Nebenwirkung	Kontraindikation
Digimerck® 0,1 mg bzw. 0,25 mh/ml (Digitoxin)	supraventrikuläre Tachykardie, Tachyarrhythmie bei Vorhofflimmern, insbesondere Niereninsuffizienz (ältere Patienten)	0,1–0,25 mg langsam i. v.	Negativ dromo-, chronotrop, positiv ionotrop	bei Überdosierung: Übelkeit, Erbrechen, Schwindel, Kopfschmerz, Doppeltsehen, Skotome, Bradykardie, Kammerflimmern bei Hypokaliämie	Bradykardie, AV-Block 2. und 3. Grades. Relativ: Digitalisvorbehandlung
Effortil® 10 mg/1 ml (Etilefrin)	Hypotonie	1–10 mg i. v., Kleinkinder 4–7 mg s. c.	Sympathikomimetikum, arterielle Vasokonstriktion	ventrikuläre Rhythmusstörungen, pektanginöse Beschwerden	Hyperthyreose, dekompensierte Herzerkrankung, Tachykardie, Hypertonie
Gilurymal® 50 mg/10 ml (Ajmalin)	ventrik. und supraventrik. Tachykardie, salvenartige Extrasystolen, Kammertachykardie, Präexzitationssyndrom bei Vorhofflimmern, WPW-Syndrom	25–50 mg unter EKG-Kontrolle i. v. (max. 2,5–10 mg/Min.)	Erregungsdämpfung, Verlängerung der AV-Überleitung	Bradykardie, RR-Abfall, AV-Block, QT-Verlängerung, Hypotension, Schock	AV-Block, Schenkelblock, kardiogener Schock, Bradykardie

Substanz	Indikation	Dosierung	Wirkung	Nebenwirkung	Kontraindikation
Isoptin® 5 mg/2 ml (Verapamil)	paroxysmale supraventrikuläre Tachykardie und Extrasystolie, Tachyarrhythmia absoluta bei Vorhofflimmern und -flattern (trotz Digitalis), Vorhoftachykardie mit wechselnder Überleitung	2,5–5 mg sehr langsam i. v. (Erwachs. 0,1 mg/kg KG), Kinder 0,75–2 mg (= 0,3–0,8 ml) unter EKG-Kontrolle, evtl. fraktioniert nach Verdünnung (2:10)	Kalziumantagonismus, antiarrhythmische Wirkung, Senkung des myokardialen O_2-Bedarfs, Verlängerung der Refraktärzeit im AV-Knoten, periphere Gefäßerweiterung	AV-Block bis Asystolie, RR-Senkung, Bradykardie	kardiogener Schock, manifeste Herzinsuffizienz, AV-Block, gleichzeitige Anwendung von β-Blockern, evtl. Bronchospasmus, frischer Myokardinfarkt
Xylocain® 2 % 100 mg/5 ml (Lidocain)	Kammerarrhythmien, Kammertachykardien bei Infarkt, gehäufte oder salvenartige ventrikuläre Extrasystolen	langsam 1 mg/kg KG, Dauertropf (500 mg auf 500 ml 5 % Glukose, davon 20–100 Tr./Min. [= 1–5 mg/Min.]	Reizleitungs- und Reizbildungsverzögerung durch Hemmung des Natriumeinstroms während der Depolarisation, Membranstabilisierung	Sinusarrest, AV-Block, RR-Abfall, Bradykardie, Asystolie, zentralvenöse Auswirkungen bis zu Krämpfen	totaler AV-Block, Bradykardie, kardiogener Schock, dekompensierte Herzinsuffizienz

Substanz	Indikation	Dosierung	Wirkung	Nebenwirkung	Kontraindikation
Cordarex® 150 mg/3 ml (Amiodaron)	therapieresistentes Kammerflimmern, ventrikuläre und supraventrik. Tachykardie, WPW-Syndrom	150–300 mg über 15 Min. als Infusion, bei Kammerflimmern: 300 mg als Bolus i. v., bei erneutem Auftreten von Kammerflimmern nochmals 150 mg (1 Amp.) i. v.	negativ ionotrop	QT-Verlängerung, Bronchspasmen, Hypotension, Sinusbradykardie, Asystolie, AV-Blockierung, Lungenfibrose	Bradykardie
Alupent® 0,5 mg/ml (Ociprenalin)	atropinresistente Bradykardie, AV-Block 3. Grades, Adam-Stokes-Anfall, Antidot bei Überdosierung von β-Blockern	0,05–0,1 mg initial i. v.	β_1- und β_2-Stimulation, Senkung des peripheren Widerstands	Tachykardie bis Kammerflimmern, Angina pectoris, Extrasystolie, RR-Abfall	Tachykardie, Tachyarrhythmie

17.2 Medikamente mit vorwiegender Wirkung auf das respiratorische System

Substanz	Indikation	Dosierung	Wirkung	Nebenwirkung	Kontraindikation
Berotec-Dosier-Aerosol® 1 Hub/0,2 mg (Fenoterol)	bronchospastische Zustände, Asthma bronchiale, Wehenhemmung (Tokolyse)	1–2 Hübe bei Asthmaanfall, Repetition nach 5 Min., 2–5 Hübe zur Tokolyse	β_2-Stimulator, Broncholyse, positiv ionotrop, chronotrop, Tokolyse	Tachykardie (selten), RR-Abfall, Unruhe, Tremor, pektanginöse Beschwerden	Tachykardie, Tachyarrhythmie, ACS, frischer Infakrt. Vor Geburt Risikoabschätzung der Wehenhemmung
Bricanyl® 0,5 mg/1 ml (Terbutalinsulfat)	Asthma bronchiale, Status asthmaticus	0,25–5 mg s. c., Kinder: 0,05–0,1 mg (Verdünnung notwendig) bis 2 Jahre. 0,1–0,15 mg bei älteren Kindern, Erwachsene 0,5 mg s. c.	β_2-Stimulator, Bronchodilatation, Anregung der mukoziliären Clearance, Inhibierung der antigeninduzierten Histaminliberation	Tachykardie, Tremor, Rhythmusstörungen	Myokardinfarkt, Schock, Epilepsie, Tachykardie Arrhythmie, Hypotonie
Pulmicort®-Turbohaler 1 Hub/0,2 mg (Budesonid)	Inhalations-Intoxikation, toxisches Lungenödem, Reizgasinhalation (Indikation umstritten)	Initial: 1–2 Hübe, alle 3–5 Min. 1 Hub wiederholen	lokale Kortikosteoid-Wirkung, Sekretionsminderung, Zellmembranstabilisierung, Bronchodilatation	Heiserkeit, leichte Schluckbeschwerden, evtl. Hustenreiz	Keine

Substanz	Indikation	Dosierung	Wirkung	Nebenwirkung	Kontraindikation
Bronchospasmin® 0,09 mg/1 ml (Reproterol)	schwerer Asthmaanfall, Status asthmaticus	0,09 mg langsam i. v., Wiederholung nach 10 Min.	β_2-Sympathikomimetikum	Tachykardie, Tremor, Rhythmusstörungen	schwere KHK, akuter Herzinfarkt, Aortenstenose
Salbutamol® Inhalationslösung 5 mg/1 ml (Salbutamol)	Asthma bronchiale, COPD	Einzeldosis 5–10 Tr. (=1,25–2,5 mg) mit 3 ml NaCl verdünnt zur Inhalation	β_2-Sympathikomimetikum	Reizung im Mund- und Rachenbereich, Tachykardie, selten Allergie	Schwere Herzerkrankung

17.3 Analgesie, Spasmolyse

Substanz	Indikation	Dosierung	Wirkung	Nebenwirkung	Kontraindikation
Morphin Merck Ampullen 10 mg/1 ml (Morphin) (BTM)	schwere Schmerzzustände, speziell akuter Myokardinfarkt, kardiale Ischämie, kardiales Lungenödem	2,5–10 mg i. v. (fraktioniert 1:10 expandiert) Kinder: 0,05–0,1 mg/kg KG	starkes Schmerzmittel, sedierend, euphorisierend, antitussiv, Drucksenkung im pulmonalen Kreislauf	Atemdepression, evtl. Hypotonie, Tachykardie, Miosis, Übelkeit, Erbrechen, Bewusstseinseintrübung	Kolik-Schmerzen, Pankreatitis, Asthma bronchiale
Aspirin i. v.® 1 Fl./0,5 g (Acetylsalicylsäure)	Schmerzzustände bei internistischen Notfallpatienten, Thrombozytenaggregationshemmung bei Myokardinfarkt	0,25–0,5 g langsam i. v. zur Anlagesie, 100–150 mg i. v. zur Thrombozytenaggregationshemmung	schwaches Schmerzmittel, antipyretisch, antiphlosgistisch, Thrombozytenaggregationshemmung	Magenblutung, Bronchospasmen, Übelkeit, Erbrechen	Magen-Darm-Ulzera, Blutungsstörungen. Relativ: Asthma bronchiale, Gravidität (3. Trimenon), bekannte Allergie
Ketanest® S 2 ml/50 mg 5 ml/25 mg 10 ml/250 mg (Ketaminhydrochlorid)	Analgesie, Narkose (Asthma bronchiale)	Analgetikum: 0,125–0,25 mg/kg KG i. v. 0,25–0,5 mg/kg KG i. m. Narkotikum: 0,5–1,0 mg/kg KG i. v. 2–4 mg/kg KG i. m.	Analgesie, thalamokortikale Dissoziation	Hypertonie, Tachykardien, Hypersalivation, Atemdepression bei zu schneller Applikation	Schädelhirntrauma, kardiale Risikopatienten, Hypertonie

Substanz	Indikation	Dosierung	Wirkung	Nebenwirkung	Kontraindikation
Novalgin® 2,5 g/5 ml 1,0 g/2 ml (Metamizol)	Schmerzzustände aller Art, Koliken (Fieber)	0,5–1,0 g langsam i. v. (10–20 mg/kg KG)	periphere Hemmung der Schmerzempfindung, spasmolytisch, antipyretisch	evtl. allergische Reaktion, gelegentlich RR-Abfall (bei zu schneller Applikation)	Pyrazolon-Allergie, Hypotonie
Tramal® 50 ml/1 ml 100 mg/2 ml (Tramadol)	mittelstarke Schmerzzustände aller Art	50–100 mg langsam i. v. (1,5 mg/kg KG)	Opioid-Analgetikum	opioidtypische Übelkeit, Erbrechen (bei zu schneller Injektion)	Akute Alkohol-. Psychopharmaka-, Analgetikaintoxikation
Buscopan® 20 mg/1 ml Amp. (N-Butylscopolamin)	Koliken, spastische Schmerzzustände	20–40 mg langsam i. v.	parasympatholytisch, spasmolytisch an der glatten Muskulatur	Tachykardie, Akkomodationsstörungen, Mundtrockenheit	Tachyarrhythmie, Hypotonie
Fentanyl® 0,1 mg/2 ml 0,5 mg/10 ml (Fentanyl) (BTM)	schwere Schmerzzustände, Narkoseeinleitung	Analgesie: 0,05–0,1 mg (=1–2 ml) i. v. Narkoseeinleitung: 0,1–0,5 mg i. v.	zentrales Schmerzmittel, Sedierung	Sedierung, Atemdepression, Hypotonie, Bradykardie, Miosis	Opiatabhängigkeit, Bradykardie, Hypovolämie, Hypotonie
ben-u-ron® 125-/500-/ 1000 mg-Supp. Perfalgan® 1000 mg/100 ml (Paracetamol)	leichte bis mäßig starke Schmerzen, Fieber	Erwachsene: 10–15 mg/kg KG Kinder: 20 mg/kg KG	analgetisch, antipyretisch, Hemmung der Prostaglandinsynthese	allergische Hautreaktion möglich	Allergie gegen Paracetamol, Leber- und Nierenfuktionsstörung, chron. Alkoholabusus

17.4 Sedativa, Psychopharmaka

Substanz	Indikation	Dosierung	Wirkung	Nebenwirkung	Kontraindikation
Atosil® 50 mg/2 ml (Promethazin)	Unruhe, Erregung, Übelkeit, Erbrechen, allergische Reaktionen	25–50 mg	Sedierung, Vagolyse, Antihistamineffekt (H1-Blocker), Potenzierung des Dämpfungseffektes anderer Neuroleptika, Verhinderung von deren allergischen, extrapyramidal-motorischen und vegetativen Nebenwirkungen	Müdigkeit, Tachykardie, RR-Abfall, Dyskinesien, Mundtrockenheit, Verwirrung, Mydriasis	akute Alkohol-, Opiat- und Schlafmittelintoxikation, Hypotonie, Schock
Haldol® 5 mg/1 ml (Haloperidol)	Alkoholintoxikation, psychotische Erregungszustände, schwere Agitiertheit, besonders bei älteren Patienten, Hyperkinesien, Delirium tremens	5–10 mg langsam i.v., bei akuten alkoholbedingten Unruhezuständen: 5 20 mg i.v. (unter EKG-Kontrolle)	sehr stark antipsychotisch wirkend, zentrale Sedierung, ausgeprägte Antiemesis	extrapyramidalmotorische Dys- und Hyperkinesien, Erhöhung der Krampfbereitschaft, RR-Abfall, Herzrhythmusstörungen	organische Hirnerkrankung, Vorsicht bei Epileptikern bei gleichzeitiger Gabe von Barbituraten und Opioiden

Substanz	Indikation	Dosierung	Wirkung	Nebenwirkung	Kontraindikation
Desitin® rectal tube 5/10 mg/2,5 ml Miniaturklistier (Diazepam)	Fieberkrämpfe, Sedierung bei Kindern	1–2 Rektiolen je nach Alter: bei Kindern mit 10–15 kg KG: 5 mg, bei Kindern über 15 kg KG: 10 mg (0,5 mg/kg)	zentral sedierend und krampfhemmend	Atemdepression, RR-Abfall	Ateminsuffizienz
Tavor® expidet 1 Plättchen 1 mg/2,5 mg (Lorazepam)	Angst-, Spannungs-, Erregungszustände	1–2,5 mg	sedierend und krampfhemmend	Atemdepression, Hypotonie, Schläfrigkeit, anterograde Amnesie	Drogen- und Alkoholabhängigkeit
Neurocil® 25 mg/1 ml (Levomepromazin)	Psychosen, affektive Verstimmungen, Schmerzbekämpfung	25–50 mg	Neuroleptikum, Dämpfung der psycho-motorischen Erregbarkeit, zentrale Schmerzhemmung, schlafanstoßend	Hautreaktionen, epileptische Anfälle, Dyskinesien	akute Alkohol- und Schlafmittelintoxikation, Herz-, Kreislaufinsuffizienz
Dormicum® 5 mg/1 ml 5 mg/5 ml 15 mg/3 ml (Midazolam)	Unruhe, Krämpfe, Sedierung zur Intubation, Narkoseeinleitung, Analgosedierung in Kombination mit Ketamin	2,5–5 (10) mg, bei Krämpfen: 10–15 mg, zur Narkoseeinleitung: 5–10 mg Kinder: 0,1 mg/kg KG	zentrale Dämpfung des ZNS, schlaffördernd, sedierend, amnestisch, geringe Muskelrelaxation, kurz wirksam	Atemdepression, paradoxe Reaktionen, geringe RR-Senkung	Ateminsuffizienz, Intoxikation mit zentral dämpfenden Substanzen, Myasthenia gravis

17.5 Narkotika

Substanz	Indikation	Dosierung	Wirkung	Nebenwirkung	Kontraindikation
Trapanal® 0,5 g Trockenampulle (Thiopental)	Narkoseeinleitung, Intubation	125–350 mg (nach Wirkung), bzw. 2–3 mg/kg KG	Narkotikum mit geringer analgetischer und relaxierender Wirkung	kardiovaskuläre Depression bei zu hoher Konzentration, Vasodilatation mit HZV-Abfall, ventrikuläre Arrhythmien bei Überdosierung, RR-Abfall, Atemdepression	akute Intoxikation mit zentral dämpfenden Pharmaka und Alkohol, Hypovolämie, Schock, schwerer Leberschaden, Herzinsuffizienz
Hypnomidate® 20 mg/10 ml, alternativ: Etomidat-Lipuro® (Etomidat)	Kurzhypnotikum, Intubation	0,15–0,3 mg/kg KG (= 7–10 ml i. v.) Kinder und Ältere: 0,15–0,5 mg/kg KG	zentral wirkendes Narkotikum, keine analgetische Wirkung, Hemmung der Kortisolsynthese, antikonvulsiv, kurze Wirkdauer, schneller Wirkeintritt	Myoklonien, Atemdepression, Venenschmerzen, evtl. Übelkeit, Erbrechen, Husten, Singultus, Schüttelfrost	wie Thiopental, Allergie gegen Etomidat, nicht bei Polytrauma

Substanz	Indikation	Dosierung	Wirkung	Nebenwirkung	Kontraindikation
Disoprivan® 200 mg/20 ml (Propofol)	Anästhetikum zur Einleitung und Aufrechterhaltung der Narkose	1,5–2 mg/kg KG Ältere: 1–1,5 mg/kg KG Kinder: 2,5–5 mg/kg KG titrierend i. v.	zentral wirkendes Narkotikum, kurze Wirkdauer, schneller Wirkeintritt, keine analgetische Wirkung	RR-Abfall (besonders bei Älteren), Bradykardie, Atemdepression, Myoklonien, bei Einleitung Hyperventilation, Singultus	Kinder unter 3 J., Hypovolämie, dekompensierte kardiopulmonale Erkrankung
Lysthenon® siccum 500 mg/25 ml Fl. (Succinylcholin)	Crash-Intubation	0,5–1 mg/kg KG Wirkeintritt: 45–60 Sek. Wirkdauer: 2–3 Min.	kurzwirkendes depolarisierendes Muskelrelaxans	Atemstillstand, Hyperkaliämie, Herzrhythmusstörungen, maligne Hyperthermie	fehlende Beatmungsmöglichkeit, Unmöglichkeit der Intubation, Verbrennungen
Norcuron® 4 mg Trockenampulle (Vecuronium)	Muskelrelaxation zur Intubation	0,08–0,1 mg/kg KG (7 mg/70 kg)	Muskelrelaxans	Bronchospasmus	Leberversagen
Scandicain® 2 % Amp. 5 ml (Mepivacain)	Lokalanästhesie, Leitungsanästhesie	max. 4 mg/kg KG, ansonsten nach Wirkung	lokale und regionale Nervenblockade	selten allergische Reaktionen, Hypotension, hochfrequente Tachykardie	Allergie

17.6 Anaphylaktischer Schock, Status asthmaticus

Substanz	Indikation	Dosierung	Wirkung	Nebenwirkung	Kontraindikation
Solu-Decortin®H 250 mg Trockenampulle (Prednisolon)	anaphylaktischer Schock, Status asthmaticus, Reizgasinhalation	bis 30 mg/kg KG, langsam i. v., initial 100–250 mg i. v.	antiödematös, antiallergisch, antiinflammatorisch	NN-Depression, Blutzuckererhöhung, Übelkeit	im Notfall keine
Tagamet® 200 mg/2 ml 400 mg/4 ml (Cimetidin)	anaphylaktoide Reaktion, zusätzlich zu H1-Antagonisten	2–4 ml, 5 mg/kg KG	H_2-Rezeptorenblocker	Herzrhythmusstörungen, RR-Abfall	im Notfall keine
Fortecortin® Inject 8 mg/2 ml, 40 mg/5 ml (Dexamethason)	Therapie von Überempfindlichkeitsreaktionen, Reizgasinhalation, Asthmaanfall	8–40 mg	Beeinflussung der Ödemausbreitung bei sofortiger Gabe, antiallergisch	NN-Depression, Blutzuckererhöhung, Pruritus, Übelkeit	im Notfall keine
Tavegil® 2 mg/5 ml (Clemastin)	leichte allergische Reaktion	2–3 mg langsam i. v.	H_1-Rezeptorenblocker, zentral sedierend	Sedierung, Tachykardie, Schwindel, Mundtrockenheit	im Notfall keine
Fenistil® 4 mg/4 ml (Dimentinden)	leichte allergische Reaktion	1 ml/10 kg KG (0,1 mg/kg)	Antihistaminikum	Übelkeit, Schwindel, Müdigkeit, Wärmegefühl, Brustbeklemmung	im Notfall keine

17.7 Sonstige

Substanz	Indikation	Dosierung	Wirkung	Nebenwirkung	Kontraindikation
Lasix® 20 mg/2 ml 40 mg/4 ml (Furosemid)	Lungenödem, Förderung der renalen Elimination, Oligurie	20–80 mg Kinder bis 1 J.: 2,5–5 mg, Kinder bis 6 J.: 5–10 mg Kinder bis 15 J.: 10–20 mg	Verhinderung der Na-Rückresorption der Niere, dadurch Wasserausscheidung, gesteigerte Diurese, Reduktion des Preloads, Drucksenkung im pulmonal-arteriellen Kreislauf	Übelkeit, Erbrechen, Tachykardie, evtl. RR-Abfall, Kalium-Verlust	Oligo-Anurie nach Schädigung durch nekrotisierende Substanzen, Hypovolämie, Hypokaliämie, Schwangerschaft
Narcanti® 0,4 mg/1 ml Neonatal® 0,04 mg/2 ml (Naloxon)	schwere Heroin-(Opioid-)Intoxikation, zur DD bei Verdacht auf Opioid-Intoxikation	Initial 0,4–2 mg (= 1 Amp. i. v.), kann mehrmals wiederholt (2–3 Min.) werden	spezifischer Opioidantagonist	Entzugssymptome bei Opiat-abhängigen, Übelkeit, Erbrechen	keine
Glukose 40 %/10 ml	Hypoglykämie	10–50 ml nach Wirkung	Anhebung des Blutzuckerspiegels	Venenreizung	Hyperglykämie, hyperosmolare Zustände

Substanz	Indikation	Dosierung	Wirkung	Nebenwirkung	Kontraindikation
Partusisten® 0,025 mg/1 ml 0,5 mg/10 ml (Fenoterolhydrobromid; vom Markt genommen, nur noch Restbestände)	Tokolyse bei vorzeitigem Wehenbeginn	0,025 mg auf 10 ml verdünnt, langsam spritzen oder 1 mg auf 500 ml Infusion, davon 10 Tropfen/Min.	β_2-Sympathomimetikum, Wehenhemmung	RR-Abfall, Tachykardie, Stenokardien	Kreislaufinsuffizienz
Syntocinon® 3 IE/10 IE/1 ml (Oxytocin)	postpartale atonische Nachblutung, inkompletter Abort, drohender Abort mit vital gefährdender Blutung	3–5 IE i.v. oder 10 IE in 500 ml Ringer-Laktat	direkte kontrahierende Wirkung auf die Uterusmuskulatur	Vasokonstriktion, Tachykardie, Kopfschmerz, Schwindel, Übelkeit, Erbrechen	drohende Uterusruptur
Anexate® 0,5 mg/5 ml 1 mg/10 ml (Flumazenil)	Benzodiazepinintoxikation mit Koma und Atemdepression	0,2–1 mg i.v., bei Bedarf Wiederholung	Hemmung der Benzodiazepinrezeptoren, spezifischer Antagonist	Übelkeit, Erbrechen, Hirndruckanstieg, Entzugssymptomatik, RR- und Frequenzänderungen	Benzodiazepinabhängigkeit, Intoxikation mit trizyklischen Antidepressiva, Schwangerschaft

Substanz	Indikation	Dosierung	Wirkung	Nebenwirkung	Kontraindikation
Ultracarbon® 50 g Kohle-Granulat zur Herstellung einer oralen Suspension	akute orale Vergiftungen und Überdosierungen mit Medikamenten	0,5–1 g Kohle pro kg KG; die Suspension wird getrunken oder über eine Magensonde verabreicht. Kohle ist möglichst schnell nach der Einnahme toxischer Stoffe oder einer Überdosierung eines Medikaments zu verabreichen.	Absorption der aktiven Stoffe aus dem Magen-Darm-Trakt	Obstipation	Vergiftung durch starke Säuren und Laugen
4-DMAP® 250 mg/5 ml (4-Dimethylaminophenol)	Intoxikation mit Cyaniden, Schwefelwasserstoff	3–4 mg/kg (anschließend 100–500 mg Natriumthiosulfat)	Methämoglobinbildner	Überempfindlichkeitsreaktionen, Zyanose infolge MetHb-Bildungen	Asthmatiker mit Sulfitüberempfindlichkeit
Cyanokit® 5 g/200 ml Fl. (Hydroxocobalamin)	Intoxikation mit Cyaniden, auch bei Verdacht	5 g als Initialdosis (70 mg/kg KG)	Komplexbildung der Cyanide	reversible Farbänderung der Haut und Schleimhaut sowie Urin	Allergie gegen Wirkstoff, Wirkstoffschwächung bei Natriumthiosulfat

Substanz	Indikation	Dosierung	Wirkung	Nebenwirkung	Kontraindikation
Liquemin®N 5.000 IE/10.000 IE/20.000 IE/ 1 ml 25.000 IE/5 ml (Heparin-Natrium)	Lungenembolie, arterielle Embolie, venöse Thrombembolie, Myokardinfarkt	5.000–10.000 IE i. v.	Antikoagulans	Blutungsneigung, allergische Reaktion	hämorrhagische Diathese, blutende Magen-, Darmulzera, im Notfall keine
Paspertin® 10 mg/2 ml (Metoclopramid)	Antiemese	10 mg i. v. Kinder: 0,1 mg/kg KG	Erhöhung des Tonus des Ösophagussphinkters, Beschleunigung der Magenentleerung	dyskinetisches Syndrom, neuroleptisches Syndrom, Müdigkeit, RR-Abfall, Herzrhythmusstörungen	Magen-, Darmperforation, mechanische Obstruktion

17.8 Infusionen

Substanz	Indikation	Dosierung	Wirkung	Nebenwirkung	Kontraindikation
Ringer-Lösung 500 ml (Isotonische Elektrolytlösung)	Basislösung für Infusionstherapie, Medikamententrägerlösung, Schock, (extrazellulärer Flüssigkeitsverlust), Dehydratation, Verbrennung	500 ml und mehr (initial: 70 ml/kg) nach klinischer Symptomatik	intravasale Volumenauffüllung, kurze intravasale Verweilzeit, Volumenwirkung 25 %	Überwässerung, Lungenödem	Herzinsuffizienz, Hypervolämie, Niereninsuffizienz im Notfall keine
HES 6 % (Voluven®, Expafusin®, HES-steril®, Onkohäs®) 500 ml (Hydroxyethylstärke)	Volumenmangel (-schock) bei Trauma, Vergiftungen zur initialen Rekompensation	20 ml/kg KG und nach Wirkung	Volumensubstitution, Plasmahalbwertszeit 4–6 Std., Volumenwirkung 130 %	allergische Reaktionen, Gerinnungsveränderungen in Abhängigkeit von der Menge	im Notfall keine Cave: kardiogener Schock, Lungenödem, Hypervolämie, Niereninsuffizienz
Natriumbikarbonat 8,4 % 100 ml	schwere metabolische Azidose, Alkalisierung bei Barbiturat- und Schlafmittelvergiftung	0,5–1 mVal/kg KG 0 0,5–1 ml, bei prolongierter Reanimation max. 1 mVal/kg	Pufferung durch H^+-Ionen, Neutralisation	Atemdepression, CO_2-Bildung, dadurch paradoxe Azidose, Rhythmusstörungen	Alkalose Cave: Blindpufferung

18 Literatur

Angelos MG, Butke RL, Panchal AR et al. (2008). Cardiovascular response to epinephrine varies with increasing duration of cardiac arrest. Resuscitation 77: 101–110

Anonymos (2000). Guidelines 2000 for cardiopulmonary resuscitation and emergency cardiovascular care – An international consensus on science. Resuscitation 46: 1–447

Artmann EM, Hand M, Sudney C et al. (2008). 2007 focused update of the ACC/AHA 2004 Guidelines for the management of patients with ST-elevation myocardial infarction: a report of the American College of Cardiology/American Heart Association task force on practice guideline. Circulation 117: 296–329

Asthma Guidelines (2010)

Aufderheide TP, Pirrallo HG, Yannopoulos D et al. (2005). Incomplete chest wall dekompression: a clinical evaluation of CPR performance by EMS personnel and assessment of alternative manual chest compression–decompression techniques. Resuscitation 64: 353–362

Bahr J, Klingler H, Panzer W et al. (1997). Skills of lay people in checking the carotis pulse. Resuscitation 35: 23–26

Bassand JP, Hamm CW, Ardissino D et al. (2007). Guidelines for the diagnosis and treatment of non-ST-segment elevation acute coronary syndromes. The task force for the diagnosis and treatment of non-ST-evaluation acute coronary syndromes of the European Society of Cardiology. Europ Heart J 28: 1598–1600

Becker TK, Gausche-Hill M. Aswegen AL et al. (2013). Ethical challenges in Emergency Medical Services: controversies and recommendations. Prehosp Disaster Med 28: 488–497

Blom MT, Bessens J, de Groot JR et al. (2014). Improved survival after out-of-hospital cardiac arrest and use of automatic external defibrilators. Circulation 130: 1868–1875

Bossart LL, Perkins GD, Askitopoulon H et al. (2015). Ethik der Reanimation und Entscheidungen am Lebensende. Kap. 11 der Leitlinien zur Reanimation 2015 des ERC Notfall Rettungsmed 8: 1035–1047

Brunner FX, Hachenberg T, Wiegert C (2013). Notfälle aus der Hals-, Nasen-, Ohren-Heilkunde und der Mund-Kiefer-Gesichtschirurgie. In: Scholz J, Sefrin P, Böttiger BW, Dörges V, Wenzel V (Hrsg.) Notfallmedizin, 3. Aufl. Thieme Verlag, Stuttgart. S. 388

Bundesärztekammer (2011). Grundsätze der Bundesärztekammer zur ärztlichen Sterbebegleitung. Dtsch Ärztebl 108: 346–348

Castillo J, Leira R, Garcia MM et al. (2004). Blood pressure decrease during the acute phase of ischemic stroke is associated with the brain injury and poor stroke outcome. Stroke 35 (2): 526–527

Chang CQ, Chen YB, Chen ZM, Zhang LT (2010). Effects of a carbohydrate-electrolyte beverage on blood viscosity after dehydration in healthy adults. Chinese medical journal 123: 3220–3225

Christenson J, Andrusiek D, Everson-Stewart S et al. (2009). Chest compression fraction determines survival in patients with out-of-hospital ventricular fibrillation. Circulation 120: 1241–1247

Cline DM et al. (2000). Emergency Medicine. A comprehensive study guide companion handbook. 5. Auflage McCraw-Hill, New York

Committee on Trauma (2001). Advanced Trauma Life Support (ATLS®) Reference Manual. American College of Surgeons, Chicago

Deakin CP, McLaren RM, Petley GW et al. (1998). Effects of positive end-expiratory pressure on transthoracic impedance-implications of defibrillation. Resuscitation 37: 9–12

Eckstein M, Hatch L, Malleck J et al. (2011). End-tidal CO_2 as a predictor of survival in out-of-hospital cardiac arrest. Prehosp Disaster Med 26: 148–150

Eddson DP, Abella BS, Kramer-Johansen J et al. (2006). Effects of compression depth an preshok pauses predict defibrillation failure during cardiac arrest. Resuscitation 71: 137–145

Eftestol T, Wik L, Sunde K, Steen PA (2004). Effects of cardiopulmonary resuscitation on predictors of ventricular fibrillation defibrillation success during out-of-hospital cardiac arrest. Circulation 100: 10–15

Erbguth F (2016). Mode- und Designerdrogen. Med Klinik Intensivmed Notfallmed 111: 630–637

Fries M, Tang W, Chang YT et al. (2006). Microvascular blood flow during cardiopulmonary resuscitation is predictive of outcome. Resuscitation 71: 248–253

Fukuda T, Ohashi N, Matsubara T et al. (2014). Applicability of the prehospital termination of resuscitation rule in an area dense with hospitals in Tokyo: a single-center, retrospective observation study: is the prehospital TOR rule applicable in Tokyo? Am J Emerg Med 32: 144–149

Gabriel EJ, Ghajar J, Jagoda A et al. (2002). Brain Trauma Foundation. Guidelines for prehospital management of traumatic brain injury. J. Neurotraum 19: 111–174

Gallagher EJ, Esses D, Lee C et al. (2006). Randomized clinical trial of morphine in acute abdominal pain. Ann Emerg Med 48: 150–160

German Resuscitation Council (2015). Weißbuch Reanimationsversorgung – Ethische Aspekte u. Prognostik, Dtsch Ärzte-Verlag, Köln, 31–34

Global Initiative for Asthma (GINA) (2010). Guidelines 2010 www.ginasthma.com

Gonzalez-Alonso J, Heaps CL, Coyle EF (1992). Rehydration after exercise with common beverages and water. Int J Sports Med 13: 399–406

Gräsner JT, Wnent J, Seewald S et al. (2017). Jahresbericht. Außerklinische Reanimation 2016 des Deutschen Reanimationsregisters. Anästh Intensivmed 58: 365–366

Guidelines CPR (2000)

Helm M, Haunstein B, Schlechtriemen T, Ruppert M, Lampl L, Gassler M (2015). EZ-IO((R)) intraosseous device implementation in German Helicopter Emergency Medical Service. Resuscitation 88: 43–47

Heppner, HJ (2011). Toxikologie. In: Fleischmann Th (Hrsg.) Klinische Notfallmedizin Urban u. Fischer Verlag München 514–518

Hopson LR, Hirsh E, Delgade J et al. (2003). Guidelines for withholding or termination of resuscitation in prehospital traumatic cardiopulmonary arrest: joint position statement of the National Association of EMS Physicians and the American College of Surgeons Committee on Trauma. J Am Coll Surg 196: 106–112

Hoskins SL, do Nascimento P, Jr., Lima RM, Espana-Tenorio JM, Kramer GC (2012). Pharmacokinetics of intraosseous and central venous drug delivery during cardiopulmonary resuscitation. Resuscitation 83: 107–112

Ismail I, Singh R, Sirisinghe RG (2007). Rehydration with sodium-enriched coconut water after exercise-induced dehydration. The Southeast Asian journal of tropical medicine and public health 38: 769–785

Janssens U (2016). Wann kann eine Reanimation beendet werden? DIVI 7: 150–156

Kalman DS, Feldman S, Krieger DR, Bloomer RJ (2012). Comparison of coconut water and a carbohydrate-electrolyte sport drink on measures of hydration and physical performance in exercise-trained men. Journal of the International Society of Sports Nutrition 9: 1

Kleber C, Giesecke MT, Tsokos M et al. (2013). Trauma-related preventable deaths in Berlin 2010: need to change prehospital management strategies and trauma management education. World J Surg 37: 1154–1161

Klose R (2013) Verbrennungen und Hitzeschäden. In: Scholz J, Sefrin P, Böttiger BW, Dörges V, Wenzel V (Hrsg.) Notfallmedizin, 3. Aufl. Thieme Verlag Stuttgart. S. 428–444

Kreimeier U, Christ F, Frey L et al. (1997). Smallvolume resuscitation for hypovolemie shok, Concept, experimental and clinical results. Anasth 46: 309–328

Krepinsky J, Ingram AJ, Clase CM (2000). Prolonged sulfonylurea-induced hypoglycemia in diabetic patients with end-stage renal discase. Am J Kidnay Dis 35: 500

Langhelle A, Tyvold SS, Lexow K, Hapnes SA, Sunde K, Steen PA (2003). In-hospital factors associated with improved outcome after out-of-hospital cardiac arrest. A comparison between four regions in Norway. Resuscitation 56: 247–263

Lee PM, Lee C, Rattner P, Wu X, Gershengorn H, Acquah S (2015). Intraosseous versus central venous catheter utilization and performance during inpatient medical emergencies. Critical care medicine 43: 1233–1238

Leidel BA, Kirchhoff C, Bogner V, Braunstein V, Biberthaler P, Kanz KG (2012). Comparison of intraosseous versus central venous vascular access in adults under resuscitation in the emergency department with inaccessible peripheral veins. Resuscitation 83: 40–45

Leitlinien der DGN (2008)

Liebermann P, Nicklas RA, Oppenheimer J et al. (2010). The diagnosis and management of anaphylaxis practice parameter: 2010 update. J Allergy Clin Immounol 126: 447–480

Lunz D, Philipp A, Zausig YA (2016). eCRP: kardiopulmonale Reanimation mit Unterstützung durch extrakorporale Membranoxygenierung. DIVI 7: 157–163

Messer T, Tiltscher C, Pajonk FG (2013). Psychiatrische Notfälle. In: Scholz J, Sefrin P, Böttiger BW, Dörges V, Wenzel V (Hrsg.) Notfallmedizin, 3. Aufl. Thieme Verlag, Stuttgart. S. 310–319

Miccheli A, Marini F, Capuani G, et al. (2009). The influence of a sports drink on the postexercise metabolism of elite athletes as investigated by NMR-based metabolomics. J Am Coll Nutr 28: 553–564

Millin MG, Galvagno SM, Khandker SR et al. (2013). Withholding and termination of resuscitation of adult cardiopulmonary arrest secondary to trauma: resource document to the joint NAEMSP-ACSCOT position statements. J Trauma Acute Care Surg 75: 459–742

Nolan JP, Soar J. Carion A et al. (2015). Postreanimationsbehandlung – Kap 5 der Leitlinien zur Reanimation 2015 des ERC – Notfall Rettungsmed 8: 904–931

Nüßen M (2016). Recht in der Notfallmedizin. In: Salomon F (Hrsg.) Praxisbuch Ethik in der Notfallmedizin, Orientierungshilfen für kritische Entscheidungen. Medz Wissensch Verlagsges Berlin: 71–83

Nyman J, Sihvonen M (2000). Cardiopulmonary skills in nurses and nursing students. Resuscitation 47: 179–184

Ocker H, Wenzel V, Schmucker P, Doerges V (2001). Effectiveness of various airway management techniques in a bench model stimulating a cardiac arrest patient. J Emerg Med 20: 7–12

Osterberg KL, Pallardy SE, Johnson RJ, Horswill CA (2010). Carbohydrate exerts a mild influence on fluid retention following exercise-induced dehydration. Journal of applied physiology 108: 245–250

Paal P, Milani M. Brown J, Ellerton J (2012). Termination of cardiopulmonary resuscitation in mountain rescue. High Alt Med 13: 1042–1055

Paal P, Sumann G, Brugger H (2015). Akzidentelle Hypothermie – Lawinenmedizin. ÖÄZ 20: 28–38

Paradis NA, Martin GB, Goetting MG et al. (1989). Simultaneous aortic, jugular bulb an right arterial pressures during cardiopulmonary resuscitation in humans. In sights into mechanismus Circulation 80: 361–368

Pergolini MS (2009). The management of hypertensive crisis: a clinical review. Clin Ther 160 (2): 151–157

Perkins GD, Stephenson B, Hulure J, Monsieurs KG (2005). Birmingham assessment of breathing study (BABS) Resuscitation 64: 109–113

Perkins GD, Travers AH, Considine J et al. (2015). Part 3 Adult basic life support and automated external defibrillation: 2015 international consensus on cardiopulmonary resuscitation and emergency cardiovascular care science with treatment recommendations. Resuscitation 95: e43–e70

Raum M, Rixen D, Unker et al. (2002). Influence of lactate infusion on the plasma lactate concentration. Anaesth Intensivmed Notfallmed Schmerzther 37: 356–358

Reades R, Studnek JR, Vandeventer S, Garrett J (2011). Intraosseous versus intravenous vascular access during out-of-hospital cardiac arrest: a randomized controlled trial. Annals of emergency medicine 58: 509–516

Reifferscheid F, Stuhr M, Kaiser G u. Mitarb. (2014) Verletzungen durch Säuren und Laugen – Versorgung im Rettungsdienst. Anästh. Intensivmed. Notfallmed Schmerzth 49 374–381

Rupp P (2012). Intoxikation. In: Scholz J, Sefrin P, Böttiger BW, Dörges V, Wenzel V. (Hrsg.) Notfallmedizin, 3. Aufl. Thieme Verlag, Stuttgart S. 418–420

Rupp P (2012) Kardiales Lungenödem und kardiogener Schock. In: Scholz J, Sefrin P, Böttiger BW, Dörges V, Wenzel V (Hrsg.) Notfallmedizin, 3. Aufl. Thieme Verlag Stuttgart. S. 173–174

Ruppert M, Reith MW, Widmann JH et al. (1999). Checking for breathing evaluation of the diagnostic capability medical students and medical lay persons. Ann Emerg Med 34: 720–729

S3-Leitlinie (2011). Polytrauma/Schwerverletzten-Behandlung. AWMF-Register Nr. 012/019. AWMF online

Saat M, Singh R, Sirisinghe RG, Nawawi M (2002). Rehydration after exercise with fresh young coconut water, carbohydrate-electrolyte beverage and plain water. Journal of physiological anthropology and applied human science 21: 93–104

Sasson C,Hogg AJ, Macy M et al. (2008). Prehosital termination of resuscitation in cases of refractory out-of-hospital cardiac arrest. JAMA 300: 1432–1438

Schelling P (2016). Im Visier des Staatsanwaltes – Juristische Fallstricke der Notfallmedizin. Anaesth 65: 812–821

Schmiedel R, Berendt H (2015). Leistungen des Rettungsdienstes 2012/13. Berichte der Bundesanstalt für Straßenwesen, Mensch und Sicherheit, Heft M 260

Schüttler J (2011). Ethik der Reanimation und Entscheidungen am Lebensende. In: Reanimation-Empfehlungen für die Wiederbelebung (Hrsg. Bundesärztekammer). 5. Aufl., Dtsch Ärzteverlag Köln 144–153

Schwarz B, Mair P (2002). Kardiopulmonale Reanimation bei akzidenteller Hypothermie. Gibt es neue Aspekte. Intensivmed 39: 311–314

Seekamp A (2009). Extremitäten- und Beckenverletzungen. In: Seekamp A, Schnell R, Rupp P, Rossi R, Knacke PG, Atzbach U (Hrsg.) Das Trauma-Buch – Präklinische Versorgung Verletzter. Verlagsges. Stumpf + Kossendy Edewecht, S. 333–344

Seekamp A, Mahlke J (2013). Unfallchirurgie und Orthopädie. In: Scholz J, Sefrin P, Böttiger BW, Dörges V, Wenzel V (Hrsg.) Notfallmedizin, 3. Aufl. Thieme Verlag Stuttgart. S. 260–278

Sefrin P (1999) Notfalltherapie – Erstversorgung im Rettungsdienst, Urban + Schwarzenberg Verlag München

Sefrin P (2013). Notfallmedizinische Begriffsdefinitionen. In: Scholz J, Sefrin P, Böttiger BW, Dörges V, Wenzel V (Hrsg.) Notfallmedizin, 3. Aufl. Thieme Verlag Stuttgart. S. 46–48

Sefrin P, Heinrich H (1989). Reanimation bei alten Menschen. Z ärztl 83: 715–718

Sefrin P, Schua R (2012). Notfall-Manual, 7. Aufl. Urban u. Fischer Verlag, München

Seifert J, Harmon J, DeClercq P (2006). Protein added to a sports drink improves fluid retention. International journal of sport nutrition and exercise metabolism 16: 420–429

Shirreffs SM, Watson P, Maughan RJ (2007). Milk as an effective post-exercise rehydration drink. Br J Nutr 98: 173–180

Soar J, Nolan JD, Böttiger BW et al. (2015). Erweiterte Reanimationsmaßnahmen für Erwachsene („adult advanced life support") Kap. 3 der Leitlinien zur Reanimation 2015 des European Resuscitation Council. Notfall Rettmed 18: 776

Sunde K, Eftestol T, Askenberg C, Steen PA (1999). Quality assessment of defibrillation and advanced life support using data from the medical control module of the defibrillator. Resuscitation 41: 237–247

Swor RA, Jackson RE, Tintinalli JE et al. (2000). Does advanced age matter in outcome after out-of-hospital cardiac arrest in community-dwelling adults? Acad Emerg Med 7: 762–768

Thygesan K, Alpert JS, White HD (2007). Universal definition of myocardial infarction. JACC 50: 2173–2195

Tintinalli J, Kelen GD, Stapczynski JS eds. (2001). Emergency Medicine McGraw-Hill

Tonma O, Davies M (2013). The prognostic value of end tidal carbon dioxide during cardiac arrest: a systematic review. Resuscita 84: 1470–1479

Truhlar A, Deakin CD, Soar J et al. (2015). Kreislaufstillstand in besonderen Situationen. Kap 4 der Leitlinien zur Reanimation 2015 des European Resuscitation Counsil. Notfall Rettmed 18: 833–903

Turner J, Nicholl J, Webber L et al. (2000). A randomised controlled trial of prehospital intravenous fluid replecement therapy in sorious trauma Health Technol Assiss 4: 1–57

Weisel DB, Truog RD (1995). The cardiopulmonary resuscitation-not-indicated order: futility revisites. Ann Intern Med 122: 304–308

Wenzel V, Lindner KH, Augenstein S, et al. (1999). Intraosseous vasopressin improves coronary perfusion pressure rapidly during cardiopulmonary resuscitation in pigs. Critical care medicine 27: 1565–1569

Wong SH, Chen Y (2011). Effect of a carbohydrate-electrolyte beverage, lemon tea, or water on rehydration during short-term recovery from exercise. International journal of sport nutrition and exercise metabolism 21: 300–310

World Medical Association – Medical Ethics Manual (2009). World Health Communication Associates UK 2. Aufl. ISBN 92-990028-1–9

19 Stichwortverzeichnis

B

C

I

M

N

T

U

V